Dem Leben gewidmet

Löwe, Ramraj U.:
Der inneren Weisheit vertrauen
Lektorat: Dr. Richard Reschika

Umschlagmotiv: Shivananda Heinz Ackermann
Umschlag, Layout/Satz: Wilfried Klei
Illustrationen: F.-J.Wiewel und Brigitte Kuka
Fotos: Maren Felgendreher und Ramraj U. Löwe
Druck & Verarbeitung: Grafoprint, Gornji Milanovac

www.kamphausen.media

Bibliografische Information der Deutschen Nationalbibliothek

Die Deutsche Nationalbibliothek verzeichnet diese
Publikation in der Deutschen Nationalbibliografie;
detaillierte bibliografische Daten sind im Internet
über **http://dnb.d-nb.de** abrufbar.

2. Auflage 2024

ISBN Printausgabe: 978-3-978-3-95883-448-4
ISBN E-Book: 978-3-978-3-95883-449-1

RAMRAJ ULRICH LÖWE

DER INNEREN WEISHEIT VERTRAUEN

Eine Einführung in die craniosacrale Methode

AURUM

Vorwort

Die craniosacrale Therapiemethode berührt und bewegt. Sehr viele Menschen haben bereits durch sie tiefe Heilung erfahren. Und fast alle Craniosacral-Therapeutinnen und -Therapeuten praktizieren mit großer Freude, Begeisterung und Hingabe. Dennoch ist die Craniosacral-Therapie längst nicht so bekannt und so angesehen, wie es der enormen Reichweite und Tiefe dieses faszinierenden und zutiefst ganzheitlichen Therapieansatzes entspricht. Dieses Buch möchte einen Beitrag dazu leisten, dass sich dies ändert.

Auch nach fast 30 Jahren beruflicher Erfahrung mit der craniosacralen Methode kommt bei mir nie Langeweile auf. In jeder Behandlung gibt es für mich etwas Neues zu entdecken oder dazuzulernen, – oder etwas, das in mir Staunen auslöst. Ein Tag, an dem ich einige Craniosacral-Sitzungen gebe, ist stets ein interessanter und meistens auch erholsamer Tag für mich.

Ich hoffe, in diesem kleinen Buch verständlich machen zu können, warum dies so ist. Und ich hoffe, dass die Lektüre dieses Buches genauso interessant, spannend und inspirierend ist, wie es für uns Craniosacral-Therapeuten und -Therapeutinnen ist, Behandlungen zu geben.

Ich kann mir wirklich in meinen kühnsten Träumen keinen schöneren, sinnvolleren und erfüllenderen Beruf vorstellen. Was für eine Freude, auf diese Art und Weise seinen Lebensunterhalt verdienen zu können!

An den meisten Stellen in diesem Buch habe ich sowohl die männliche als auch die weibliche Sprachform gewählt. An manchen Stellen, bei denen das jedoch den Sprachfluss erheblich beeinträchtigen würde, habe ich jeweils nur eine Form verwendet, meistens die männliche. Hier bitte ich meine Leserinnen um Nachsicht.

Außerdem habe ich mich beim Schreiben direkt am erfahrbaren Geschehen orientiert. Daher weicht meine Ausdrucksweise manchmal vom gängigen Sprachgebrauch ab. Während meiner langjährigen therapeutischen Praxis haben sich bestimmte Formulierungen bewährt, daher habe ich sie in diesem Buch ebenfalls verwendet.

Dieses Buch ist kein Fach- und auch kein Lehrbuch. Es ist für interessierte Laien geschrieben, um ihnen einen Einblick in die fantastischen Möglichkeiten der Craniosacral-Therapie zu schenken.

Für diejenigen, die diese Methode bereits erlernen oder praktizieren, bietet mein Buch *„Craniosacrale Heilkunst“* – ebenfalls im Aurum-Verlag erschienen, mittlerweile in der 5. Auflage – eine eingehende detaillierte Darstellung der Methodik.

Vöckelsbach, im Mai 2019

1
Allgemeines und Geschichte

Die craniosacrale Heilmethode beschäftigt sich in erster Linie mit dem craniosacralen System. Dieses physiologische System existiert in Menschen und Tieren und erstreckt sich vom Schädel (lateinisch: *Cranium*) bis zum Kreuzbein (lateinisch: *Sacrum*). Daher kommt der Name „Craniosacral". Das Craniosacral-System umfasst nicht nur die Schädelknochen, die Knochen der Wirbelsäule, einschließlich des Kreuzbeins, sondern auch die Gehirn- und Rückenmarksflüssigkeit, das Gehirn und das Rückenmark sowie die Gehirn- und Rückenmarkshäute.

Von diesen Häuten oder Membranen ist für uns die äußere Gehirn- und Rückenmarkshaut besonders wichtig. Sie ist vergleichsweise dick, derb und zäh. Deshalb wird sie auf Lateinisch *Dura mater* genannt, was wörtlich „harte Mutter" bedeutet. Die *Dura mater* ist flüssigkeitsundurchlässig und bildet ein halbgeschlossenes Hohlraumsystem, innerhalb dessen die Gehirn- und Rückenmarksflüssigkeit fluktuiert.

Die Gehirn- und Rückenmarksflüssigkeit, die auf Lateinisch *Liquor cerebrospinalis* oder einfach *Liquor* genannt wird, ist eine Flüssigkeit, die aus dem Blut gefiltert wird. Sie ist so klar und durchsichtig wie frisches Wasser. Das liegt daran, dass die roten Blutkörperchen herausgefiltert worden sind. Im Wesentlichen ist die Zusammensetzung des *Liquors* ähnlich wie die des Blutplasmas. Der *Liquor* besteht also hauptsächlich aus Wasser, Eiweißstoffen, Salzen und Glucose – nur in etwas anderen Mengenkonzentrationen als im Blutplasma.

Eine Hauptfunktion dieser Flüssigkeit ist es, das Gehirn und Rückenmark mit Nährstoffen zu versorgen und Abfallstoffe abzutransportieren. Außerdem dient der dünne Flüssigkeitsfilm, den diese Flüssigkeit um das Gehirn herum bildet, als Stoßdämpfer für das Gehirn.

Diese Flüssigkeit fluktuiert langsam und rhythmisch, genauso wie sich auch die Schädelknochen, die Membranen, das Gehirn und andere Gewebe im ganzen Körper langsam rhythmisch bewegen.

Bevor ich darüber sprechen werde, was es mit diesen Bewegungen auf sich hat, möchte ich einen Ausflug machen in die Entstehungsgeschichte der Craniosacral-Arbeit.

Dr. Sutherlands Entdeckungen

Dabei möchte ich zurückgehen bis ans Ende des vorletzten Jahrhunderts.

Damals studierte ein junger Mann namens William Sutherland (1873–1954) Osteopathie am zu dieser Zeit weltweit einzigen College für Osteopathie in Kirksville, Missouri. Er war begeistert von der Osteopathie und hatte ihre Grundprinzipien tief verinnerlicht. Einer seiner Lehrer war Andrew Taylor Still (1828–1917), der Begründer der Osteopathie.

Eines Tages im Jahre 1898 vertiefte sich der junge Sutherland in den Anblick eines Schädelmodells, das in einer Vitrine im Korridor dieses College ausgestellt war. Die einzelnen Schädelknochen waren dabei in einem gewissen Abstand voneinander montiert, sodass die einzelnen, verschiedenartig geformten Nähte zwischen den Knochen gut erkennbar waren. Besonders faszinierte ihn die abgeschrägte Naht zwischen dem Keilbein und dem Schläfenbein.

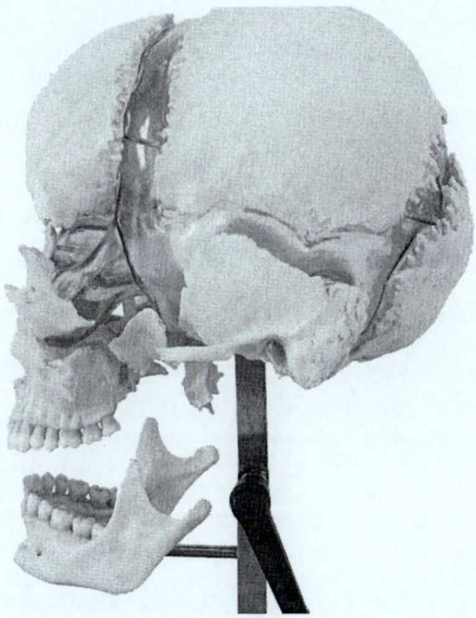

1: Ein modernes Schädelmodell, bei dem die einzelnen Schädelknochen mit etwas Abstand voneinander montiert sind.

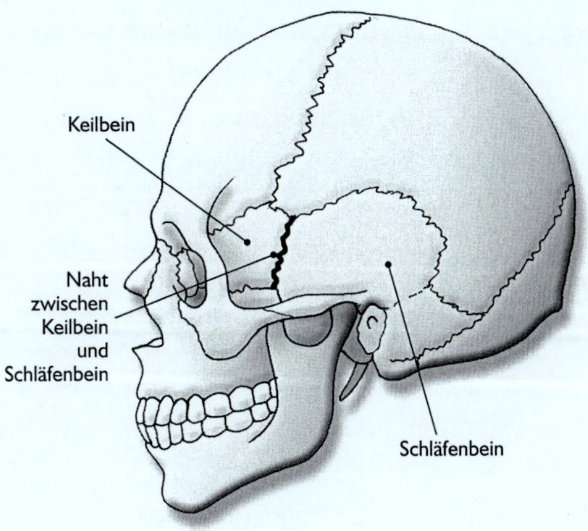

2: Schädel, von der Seite gesehen mit einzelnen Schädelknochen und Nähten, besonders hervorgehoben: Naht zwischen Keilbein und Schläfenbein.

Da durchfuhr ihn ein Gedanke wie ein Blitz: „Abgeschrägt, wie die Kiemen eines Fisches, was auf gelenkartige Beweglichkeit hinweist für einen Primär Respiratorischen Mechanismus.“[1] Natürlich hatte er zu diesem Zeitpunkt keine Ahnung, was ein *Primär Respiratorischer Mechanismus* sein könnte.

Der Gedanke, dass zwischen den Schädelknochen gelenkartige Bewegungen möglich waren, ließ ihm keine Ruhe. In seinem College hatte er gelernt, dass die Schädelknochen ab einem gewissen Alter starr knöchern miteinander verbunden sind – so wie es auch heute noch fast in der ganzen Welt an allen Universitäten gelehrt wird. Nur Italien und ein paar andere Mittelmeerländer bilden seit den 1920er-Jahren dank der Arbeit eines Anatomen namens Giuseppe Sperino eine Ausnahme.

William Sutherland vertraute seinen Lehrern und wollte die sonderbaren Gedanken aus seinem Kopf vertreiben. Er besorgte sich einen Schädel und trennte mit der kleinen Klinge seines Taschenmessers sorgfältig die einzelnen Knochen voneinander. Gemäß dem osteopathischen Prinzip, dass Struktur und Funktion in enger wechselseitiger Beziehung zueinander stehen, suchte er nach Hinweisen in der Struktur des Schädels, die seine seltsamen Ideen widerlegen sollten. Er untersuchte dabei mit äußerster Genauigkeit jedes anatomische Detail, konnte jedoch zu seinem Erstaunen keinen einzigen Hinweis darauf finden, dass eine gewisse Beweglichkeit zwischen den Schädelknochen unmöglich ist. Im Gegenteil: Je länger er forschte, desto zwingender deutete alles auf bestimmte Bewegungen der einzelnen Schädelknochen hin, die auch noch auf wunderbare Art und Weise ineinandergreifen und zusammenpassen wie all die Teile eines komplizierten Schweizer Uhrwerks. Genau die Bewegungen, die heute Zehntausende von Craniosacral-Praktizierenden in der ganzen Welt mit ihren Händen fühlen. Es hat mich sehr beeindruckt, dass sich dieser Mechanismus Sutherland nur durch genauestes Beobachten erschlossen hatte, lange bevor er die Bewegungen mit seinen Händen fühlen konnte.

Bei all seinen Forschungen hatte eines eine besondere Bedeutung: die Stille. Jeden Tag nahm sich William Sutherland Zeit, „um der Stille zuzuhören". Heute würden wir wahrscheinlich sagen: Er hat meditiert. Und jedes Mal, wenn in seiner Arbeit neue Fragen auftauchten und er nicht weiterwusste, ging er in die Stille – so lange, bis er aus der Stille heraus die Anregung zum Weiterarbeiten empfing. Dabei war er sehr stark von dem Bibelzitat „Sei still und wisse ..." (Psalm 46,10) inspiriert.

Eine weitere Grundhaltung in seiner Arbeit war das stete Suchen nach innerem Wissen im Gegensatz zum Streben nach bloßer Information. So führte er eine Reihe von Experimenten an sich selbst durch. In seinem bekanntesten und wohl auch wichtigsten Experiment baute er in einen amerikanischen Baseballhelm Mechanismen ein, durch die Druck auf die einzelnen Schädelknochen ausgeübt werden konnte, sodass diese dadurch in ihrer Beweglichkeit behindert wurden. Er stellte an sich selbst fest, dass es je nach Ort und Intensität des Drucks zu neurologischen Symptomen und veränderten Bewusstseinszuständen kam – wie Halluzinationen, Depressionen, manischem Verhalten oder Seh- und Gleichgewichtsstörungen. Dies deutete er als einen Hinweis auf eine gewisse Unabhängigkeit der einzelnen Schädelknochen und als Fingerzeig dafür, dass solche Symptome oft aufgrund unbeweglicher Schädelknochen entstehen. Manchmal brauchte es eine ganze Weile, bis er die Schäden, die er sich selbst zugefügt hatte, beheben konnte.

Sutherlands zweite Frau, Adah Strand Sutherland, beschreibt in ihrem Buch „*With thinking fingers*", wie ihr Mann die nächste Serie von Versuchen an sich selbst ankündigte, die noch viel gefährlicher sein sollten als alle zuvor. Verzweifelt versuchte sie, ihn davon abzubringen. „Ich tue dies, weil es irgendeinen Grund dafür gibt, warum ich es tun muss", antwortete Sutherland. „Es war schon den ganzen Weg über so und dies ist nur noch ein weiterer Schritt. Für mich ist stets gesorgt gewesen und ich weiß, dass ich auch weiter geschützt sein werde. Ich bin nicht so weit gekommen, um jetzt im Stich gelassen zu werden."[2]

Welch großes Gottvertrauen! Aus diesem – gepaart mit seinem Pragmatismus, seiner wissenschaftlichen Betrachtungsweise und seiner Liebe zum Detail – ergibt sich genau die Kombination von Eigenschaften, die auch für unsere Arbeit heute so wesentlich ist.

Ausgehend von seinen Entdeckungen und seiner Arbeit an sich selbst und später auch an seinen Patienten, entwickelte Sutherland schließlich ein Heilsystem, das zunächst als *Craniale Osteopathie* bekannt wurde, wobei er Grundprinzipien der Osteopathie auf den cranialen Mechanismus übertrug. So konnte er zum Beispiel oben genannte Symptome angehen, die seine Kollegen oft vergeblich zu behandeln versuchten, und er hatte mit seiner Methode viele erstaunliche Therapieerfolge. Dabei arbeitete er in den Anfangszeiten nicht nur mit den Händen, sondern auch mit Holzkeilen und Gummibandagen!

Steht am Anfang noch eine rein mechanistische Betrachtungs- und Vorgehensweise im Vordergrund, die teilweise sogar etwas plump und grob anmutet, so werden seine Betrachtungen und seine Arbeit im Laufe der Jahre immer feiner, genauer und inspirierter.

Während Sutherland ansonsten sehr genau wissenschaftlich vorgeht und argumentiert, bietet er an einem entscheidenden Punkt eine spirituelle Erklärung: Er sagt, dass es der *Atem des Lebens,* die göttliche Kraft selbst sei, welche die Bewegungen der Schädelknochen und der anderen Gewebe bewirke.

Erst 1929 wagte sich Sutherland mit seinem craniosacralen Ansatz erstmals an die Öffentlichkeit. Wie Sutherlands Frau in ihrer Biografie über ihn erzählt, war er bei diesem ersten Vortrag vor Osteopathen sehr aufgeregt, auf Anfeindungen gefasst und ziemlich überrascht gewesen, dass es überhaupt keine Reaktionen gab. Sie erzählt, es wäre so gewesen, als hätte man einen Pfeil in die Luft geschossen.

Nach dem fehlenden Echo auf diesen Vortrag wagte es Sutherland in den darauffolgenden Jahren, craniale Thesen in osteopathischen Fachzeitschriften lustig und gewitzt in Versform zu veröffentlichen. Er benutzte dabei die Pseudonyme *Blunt Bone Bill* und *Bonehead Billy*. Jetzt blieben lebhafte Reaktionen unterschiedlichster Couleur nicht länger aus. Dabei behielten im Laufe der Jahre auch im Rahmen der Osteopathie die kritischen Stimmen die Oberhand.

Das hatte auch viel mit der Entwicklung der Osteopathie selbst zu tun. Ihr Begründer, Dr. Still, war inzwischen gestorben und seine Lehre wurde immer populärer. Der Schulmedizin war dies durchaus ein Dorn im Auge und die Osteopathie ihrerseits strebte nach Anerkennung. So kam es in den 1920er-Jahren zu einem Abkommen zwischen der *American Medical Association,* die mit der Bundesärztekammer in Deutschland vergleichbar ist, und der Osteopathie. Die Schulmedizin gab der Osteopathie die lang ersehnte Anerkennung und machte der Osteopathie gleichzeitig eine Menge Vorgaben, wie sie zu lehren und zu arbeiten hatte – und wie nicht.

Da passten die Konzepte Sutherlands vom *Primär Respiratorischen Mechanismus* und vom *Atem des Lebens* natürlich überhaupt nicht hinein. Wegen des mangelnden wissenschaftlichen Nachweises seiner Kerntheorien und der scheinbar unerklärlichen Therapieerfolge wurde die craniale Osteopathie und alles, was von Dr. Sutherland kam, von der Schulmedizin und auch vom

Hauptstrom der Osteopathie als dubios, mystisch und abgehoben abgetan.

Auch nach Sutherlands Tod im Jahre 1954 blieb die craniale Osteopathie zunächst eine Außenseiterrichtung innerhalb der Osteopathie.

Dr. Upledgers großer Beitrag

Es ist vor allem Dr. John E. Upledger (1932–2012) zu verdanken, dass Craniosacral-Arbeit heute so bekannt und beliebt ist. Upledger entwickelte sie zu einer eigenständigen Therapiemethode weiter, prägte den Begriff *Craniosacral-Therapie* und vertrat sie über Jahrzehnte hinweg offensiv nach außen. Dr. Upledger selbst war ein osteopathischer Arzt.

Im Jahr 1970 kam er auf besondere Art und Weise mit dem craniosacralen Rhythmus in Kontakt: Er sollte bei einer Operation assistieren, bei der eine Verkalkung an der äußeren Oberfläche der *Dura mater* auf Höhe der unteren Halswirbelsäule entfernt werden sollte. Seine Aufgabe war es, den Duralschlauch mit einer Zange zu fixieren. Zu seinem Erstaunen bemerkte er, dass sich der Duralschlauch ständig in einer feinen langsamen Schwingung auf und ab bewegte. Das erschütterte ihn zutiefst, und die Frage, wie diese Bewegung zustande kommt, ließ ihn nicht mehr in Ruhe.

Er erinnerte sich daran, dass er in seinem Studium von Dr. Sutherlands Arbeit gehört hatte, und belegte Kurse in craniosacraler Osteopathie an der *Sutherland Teaching Foundation*. Mit Begeisterung und Erfolg setze er das Gelernte in seiner Praxis um. Allerdings war er mit Sutherlands Erklärung, dass der Rhythmus durch die Kraft des *Atems des Lebens* zustande kommen würde, nicht zufrieden. Daher suchte er nach Wegen, die

Craniosacral-Arbeit auf eine rein naturwissenschaftliche Grundlage zu stellen. Als Erklärung für das Zustandekommen des craniosacralen Rhythmus stellte er wenig später das sogenannte „Druckausgleichsmodell“ vor. Auch wenn dieses Modell heute als sehr unwahrscheinlich betrachtet werden muss, gelang es ihm dadurch, eine Menge Beachtung zu finden. So bekam er die Gelegenheit, in den Jahren 1975 bis 1980 zusammen mit einem multidisziplinären Forscherteam an der Universität von East Lansing, Michigan, bedeutende Forschungsarbeiten zu leisten. Dort wurden unter anderem die Bewegungen an den Schädelnähten erstmals durch Spannungs-Plethysmografie und Laser ausgemessen und bewiesen. Außerdem konnte an zahlreichen frischen Gewebeproben nachgewiesen werden, dass sich in den Nähten feine Blutgefäße, Nervenfasern sowie elastische und kollagene Bindegewebsfasern befinden. Somit sind alle Voraussetzungen für Bewegungen in den Nähten gegeben. Der Grund dafür, dass das nicht schon vorher entdeckt worden war, liegt darin, dass zuvor nur chemisch konservierte Gewebeproben untersucht worden waren. Das feine Gewebe in den Nähten wurde auf diese Art und Weise zerstört.

Im Laufe der Zeit vereinfachte und verfeinerte Dr. Upledger Behandlungstechniken der *craniosacralen Osteopathie* und entwickelte etliche bedeutende neue Vorgehensweisen. Er war auch der Erste, der prozessbegleitende Arbeit als logische Fortführung in die *Craniosacral-Therapie* einbezog. Mit dem Begriff *Prozesse* sind hier alle Vorgänge bei unseren Patienten gemeint, die über die rein strukturelle und energetische Ebene hinausgehen. Es geht also um psychische sowie um körperliche Vorgänge: um Gefühle, Emotionen, Körperempfindungen und -reaktionen, innere Bilder und Ähnliches. Diese zu begleiten ist ein wesentlicher Aspekt jeder wirklich ganzheitlichen Therapie. Das gilt in besonderem Maß für die craniosacrale Methode, weil durch die Verbindung zu den tiefsten inneren Heilkräften und vor allem durch die zuhörende und mitgehende Qualität der craniosacralen Berührung innere Prozesse förmlich eingeladen werden, sich zu zeigen. Mehr zu diesem wichtigen Thema in späteren Abschnitten dieses Buches.

Außerdem bezog schon Upledger den ganzen Körper und alle Gewebearten in seine craniosacral-therapeutischen Behandlungen mit ein. Seine Lehrtätigkeit, durch die er Craniosacral-Arbeit über die begrenzten Kreise osteopathischer Ärzte hinaus verbreitete, und seine zahlreichen Veröffentlichungen machten ihn und die Craniosacral-Therapie weiter bekannt. Durch seine Arbeit wuchs die Craniosacral-Therapie zu einer eigenständigen Methode heran, die sich im Laufe der letzten Jahrzehnte als solche stetig weiterentwickelt hat.

Der craniosacrale Rhythmus

Beim craniosacralen oder *Primär Respiratorischen Rhythmus* kann man deutlich zwei Bewegungsphasen unterscheiden, die wir Inspiration und Exspiration nennen.

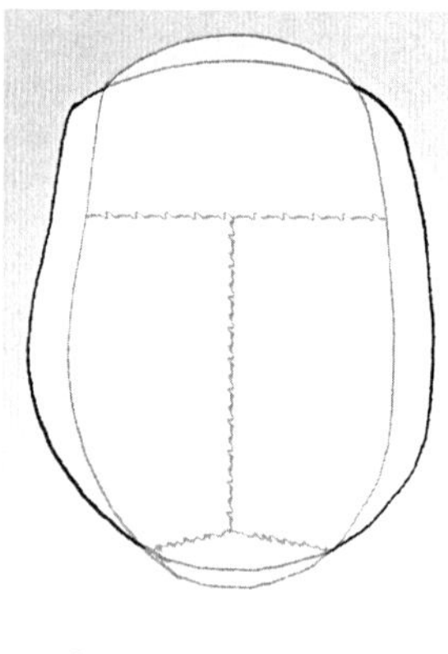

3: Der Schädel von oben in extremer Inspiration

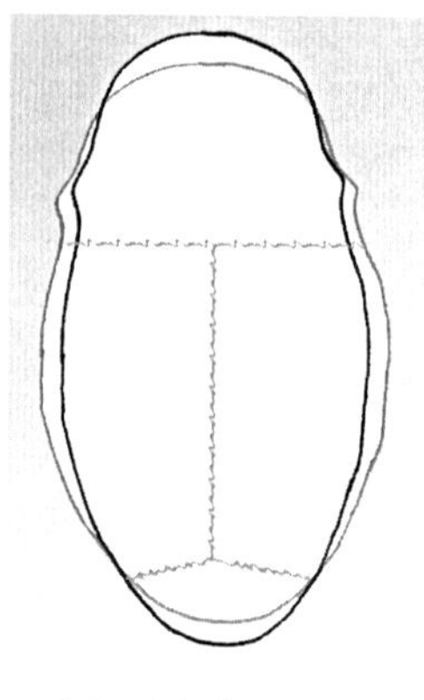

4: Der Schädel von oben in extremer Exspiration

In der Inspirationsphase wird der Kopf insgesamt ein wenig breiter und flacher und in der Exspirationsphase etwas schmaler und höher.

Diese beiden Zeichnungen sollen die beiden Bewegungsphasen verdeutlichen. Dafür wurden sie stark übertrieben dargestellt. In Wirklichkeit beträgt das Bewegungsausmaß nur ein paar Zehntelmillimeter.

Am restlichen Körper geschieht an allen bilateralen Strukturen in der Inspirationsphase eine ganz kleine Außenrotationsbewegung und in der Exspirationsphase eine ganz kleine Innenrotationsbewegung.

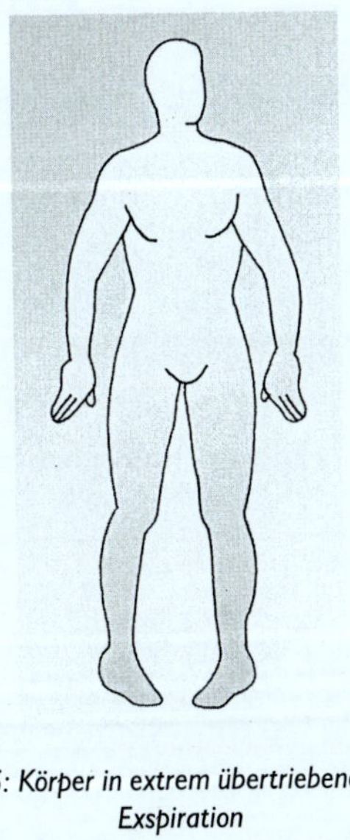

5: Körper in extrem übertriebener Exspiration

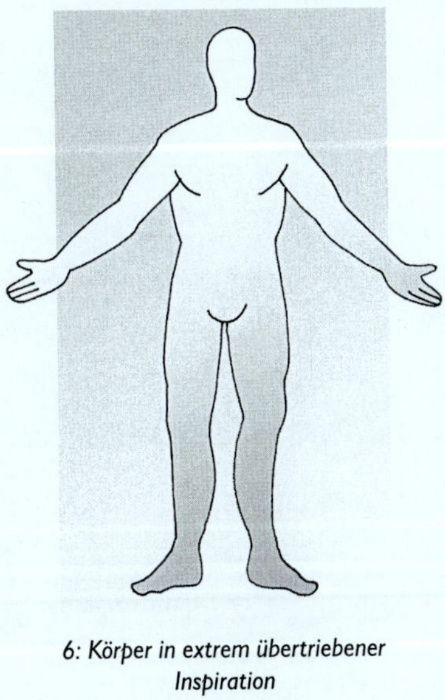

6: Körper in extrem übertriebener Inspiration

Das Primär Respiratorische System

Der von Sutherland stammende Ausdruck *Primär Respiratorischer Mechanismus* impliziert, dass der primär respiratorische oder craniosacrale Rhythmus, wie er heute oftmals genannt wird, gegenüber den anderen Rhythmen im Körper wie Atem und Herzschlag primär, das heißt übergeordnet ist. Er ist nicht nur deutlich langsamer als der Herzschlag und auch als der Atemrhythmus, sondern verändert im Gegensatz zu diesen seine Frequenz weder bei körperlicher Anstrengung noch bei Gemütserregung. Daher wird der craniosacrale Rhythmus oftmals mit der langsamen und tieferen Gezeitenbewegung des Meeres verglichen, wohingegen Herzschlag und Atemrhythmus in diesem Vergleich den Wellen an der Meeresoberfläche entsprechen würden.

Nach Sutherland besteht der *Primär Respiratorische Mechanismus* aus fünf Elementen:

1. *Die inhärente Fluktuation der Gehirn- und Rückenmarksflüssigkeit*

   Fluktuation ist die Bewegung einer in einem Hohlraum enthaltenen Flüssigkeit. Nach Sutherland ist es der *Atem des Lebens*, der wie eine Flüssigkeit in der Flüssigkeit enthalten ist, der diese Fluktuation bewirkt.

2. *Die Motilität des zentralen Nervensystems*

   Motilität ist die Fähigkeit, sich zu bewegen oder spontane Bewegung auszudrücken. Das zentrale Nervensystem bewegt sich von innen heraus um die Achse seiner embryologischen Bewegung; das heißt, es wiederholt ständig die Bewegung, die es einmal gemacht hatte, als es sich aus dem Keimblatt entfaltete. Das Gleiche geschieht übrigens auch bei den inneren Organen.

3. *Das reziproke Spannungsmembransystem der Dura mater*

   Das Membransystem der *Dura mater* steht unter einer ständigen physiologischen Spannung. Reziprok bedeutet, dass sich eine Spannungsveränderung an einem Ende des Systems unweigerlich auf das andere Ende auswirkt.

4. *Die gelenkartige Beweglichkeit der Schädelknochen in ihren Nähten*

   Wie Sutherland schon früh herausfand, sind die einzelnen Schädelknochen nicht starr miteinander verbunden, sondern es finden in ihren *Nähten gelenkartige Bewegungen statt.*

5. *Die unwillkürliche Beweglichkeit des Kreuzbeins zwischen den Darmbeinen*

   Das Kreuzbein bewegt sich unwillkürlich zusammen mit dem *Primär Respiratorischen Rhythmus*. Damit diese Bewegung geschehen kann, braucht es eine gewisse Beweglichkeit zwischen dem Kreuzbein und den Darmbeinen, die die großen

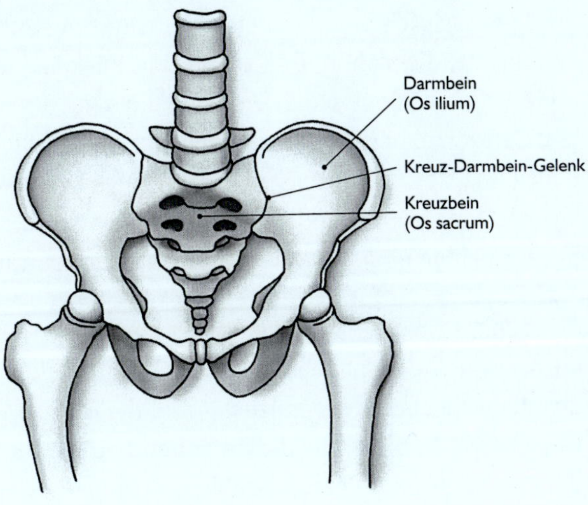

7: Becken von vorn

Beckenschaufeln bilden. Während heute die Bedeutung der Beweglichkeit in den Kreuz-Darmbein-Gelenken allgemein anerkannt wird, wurde noch zu Sutherlands Zeit gelehrt, dass die Kreuz-Darmbein-Gelenke keine richtigen Gelenke seien, in denen Bewegungen stattfinden können. Dass dieser Punkt für Sutherland so wichtig war, um ihn als fünftes Element des *Primär Respiratorischen Systems* aufzuführen, ist also auch historisch bedingt.

Swedenborgs Einfluss

Ganz offensichtlich war Sutherland in seinen Ausführungen über den *Primär Respiratorischen Mechanismus* und seine Elemente vom schwedischen Universalgelehrten Emmanuel Swedenborg (1688–1772) inspiriert. So sind die ersten vier der eben beschriebenen fünf Kernaspekte des *Primär Respiratorischen Systems* in ähnlicher Form bereits in den etwa 200 Jahre älteren Schriften von Swedenborg zu finden.

Dieser schrieb beispielsweise über eine feinstoffliche geistige Flüssigkeit, die sich in die Gehirn- und Rückenmarksflüssigkeit ergieße und diese beseele. Diese belebe dann ihrerseits das Blut und den ganzen Körper. Außerdem beschrieb er die rhythmische Bewegung des Gehirns als einen Mechanismus des Zusammenwirkens von Körper und Seele, der alle anderen Rhythmen im Körper belebe und verbinde und ihnen übergeordnet sei.

Swedenborg wurde zunächst als bedeutender Wissenschaftler europaweit bekannt, ehe er sich dann intensiv dem Studium des menschlichen Körpers zuwandte, um die Zusammenhänge zwischen Körper und Seele eingehend zu erforschen. Besonders seine wissenschaftlichen Ausführungen über das Gehirn und Nervensystem waren in seiner Zeit bahnbrechend. In seinen

Darlegungen geht er jedoch weit über die rein naturwissenschaftliche Ebene hinaus und beschreibt tiefere Zusammenhänge und geistige Bedeutungen, die sich ihm dabei intuitiv eröffneten.

Nach mehreren tiefgreifenden spirituellen Schlüsselerlebnissen wurde Swedenborg in hohem Maße hellsichtig und schrieb in den letzten 30 Jahren seines Lebens ausschließlich zu theologischen und spirituellen Themen. Heute verbinden viele den Namen Swedenborg vor allem mit diesem Aspekt seines Wirkens.

Auch Dr. Andrew Taylor Still, der Begründer der Osteopathie, war in seinen Lehren stark von Swedenborg beeinflusst.

Der Atem des Lebens

Doch nun zurück zu Dr. Sutherlands Konzept vom *Atem des Lebens*.

Die rhythmischen Bewegungen, zum Beispiel in den Schädelnähten, wurden zwar in den letzten Jahrzehnten wiederholt und von verschiedenen Forschern messtechnisch nachgewiesen und durch Verfahren wie Enzephalografie, Myelografie und MRT sichtbar gemacht.[3]

Dennoch wird ihre Existenz von der allgemeinen medizinischen Lehre nicht beachtet. Das mag auch daran liegen, dass diese Bewegungen nicht als bedeutsam betrachtet und verstanden werden. Vor allem aber liegt es daran, dass es trotz einiger naturwissenschaftlicher Erklärungsversuche bis heute keine stichhaltige naturwissenschaftliche Erklärung für das Zustandekommen dieser Bewegungen gibt.

Ich persönlich bezweifle sogar, dass es jemals eine solche Erklärung geben wird. Eine solche Erklärung wäre zwar sicher interessant, aber für mich wäre sie nicht von grundlegender Bedeutung, denn nach mittlerweile fast dreißigjährigem Praktizieren dieser Methode habe ich aus tiefster eigener Erfahrung nicht den geringsten Zweifel daran, dass Sutherland recht hat. Wir können natürlich auch andere Worte als den von ihm verwendeten Ausdruck *Atem des Lebens* gebrauchen. In jedem Fall ist es aber eine übergeordnete, über alle Maßen intelligente und universelle Kraft, die hinter diesen Bewegungen steht und sie bewirkt.

Bei den craniosacralen oder primär respiratorischen Bewegungen haben wir es zweifellos mit dem Bindeglied zwischen dem Geistigen und dem Materiellen zu tun. Während für die objektive, äußere, materielle Welt der naturwissenschaftliche Nachweis die entscheidende Erkenntnisquelle ist, nutzt er für die innere, geistige oder spirituelle Dimension nicht als Erkenntnisquelle. Hier zählt vor allem die direkte eigene Erfahrung.

Aber warum wird der *Atem des Lebens* von Sutherland vor allem in der Gehirn- und Rückenmarksflüssigkeit lokalisiert?

Nun, zuallererst ist der *Liquor* Wasser. Wasser ist das rezeptivste und femininste Element; es kann aufnehmen, etwas widerspiegeln. Wasser ist der perfekte Informationsträger. Dr. Masaru Emoto hat dies auf wunderschöne Weise mit seiner Wasserkristallfotografie veranschaulicht. Nicht, dass es als Beweis wirklich nötig gewesen wäre, aber es ist einfach berührend, so direkt zu sehen, welchen unmittelbaren Einfluss unterschiedliche Informationen, Energien und Botschaften auf das Wasser haben.

Was noch für den *Liquor* als Trägersubstanz für den *Atem des Lebens* spricht: Von allen Flüssigkeiten im Körper ist er die reinste, die am meisten gefilterte. Und sie befindet sich gut geschützt im innersten Kern des Körpers, an seiner Mittellinie.

Aber natürlich ist das Göttliche bzw. der *Atem des Lebens* überall und nicht nur im Liquor. Außerdem zeigen sich ja in allen

Geweben craniosacrale oder primär respiratorische Bewegungen, nicht nur im *Liquor*. Dies ist teilweise dadurch erklärbar, dass die Bewegungen des *Liquors* und des Gehirns auf die Faszien im ganzen Körper übertragen werden. Diese Übertragung geschieht über direkte Verbindungen und gemeinsame Knochenverankerungen der *Dura mater* mit anderen Faszien. Auch das Nervensystem scheint ein Stück weit eine Vermittlerrolle für das Übertragen der Bewegungen zu übernehmen.

Aber all das reicht als vollständige Erklärung nicht aus. Wie auch etliche andere Craniosacral-Praktizierende und -Lehrende verstehe auch ich diese wundersamen Bewegungen, die von ganz allein geschehen, als eine Art Resonanzphänomen. Wenn der Körper oder bestimmte Körperteile frei schwingen können in Harmonie mit der Schwingung des Universellen oder Göttlichen, das überall ist, können sich diese Bewegungen frei entfalten und zeigen. Ist diese Schwingungsfähigkeit des Gewebes durch strukturelle oder energetische Faktoren beeinträchtigt, ist dagegen nur eine eingeschränkte rhythmische Craniosacral-Bewegung aufzufinden.

Die innere Gesundheit

Der Primär Respiratorische oder craniosacrale Rhythmus ist ein Ausdruck von primärer innerer Gesundheit. Diese Gesundheit, auf die wir uns in craniosacraler Heilarbeit ständig beziehen, ist etwas ganz anderes als die Abwesenheit von Symptomen oder Krankheiten. Sie liegt im Kern unseres Wesens und ist immer da, ganz gleich, wie der äußere Zustand gerade sein mag. Sie kann weder zu- noch abnehmen, und sie kann durch nichts jemals beeinträchtigt, beschädigt, verletzt, verschmutzt oder zerstört werden. Sie ist ewiger und transzendenter Natur. Sie ist unabhängig von Raum und Zeit und von bedingten Zuständen. Auch wenn es uns noch so schlecht geht oder schwere krankhafte Zustände bestehen, ist sie völlig unverändert da. Nur ihr Ausdruck wird in solchen Zuständen erheblich beeinträchtigt sein.

Diese Gesundheit ist Essenz – unsere eigene Essenz und zugleich die Essenz von allem, was ist. Die Selbstheilungskräfte sind universelle Kräfte, und die Gesundheit, auf die wir uns beziehen, ist in ihrer Natur transpersonal, denn es ist der gleiche *Atem des Lebens* in uns allen.

Was uns individuell unterscheidet, abgesehen von unseren Verletzungen, Mustern, Konditionierungen etc., ist das, was manchmal die *ursprüngliche Matrix* genannt wird. Die *ursprüngliche Matrix* ist der Plan, nach dem sich der ganze Körper und das Energiefeld ordnen, wenn sich der *Atem des Lebens* in uns frei ausdrücken und entfalten kann. Dieser Ausdruck des Ganzen in uns, unser inneres Potenzial und seine Manifestation, ist natürlich von Mensch zu Mensch verschieden. Es ist die ganz individuelle Art und Weise, wie sich das Universelle oder Göttliche in uns und durch uns ausdrücken, entfalten und manifestieren möchte.

Wenn die innere Gesundheit ohnehin immer vorhanden ist, was ist dann Heilung? Dr. Rollin Becker (1910–1996), ein Schüler Sutherlands, gibt dazu eine sehr einfache und prägnante Antwort: „Heilung ist die individuelle Manifestation des universellen Prinzips.“[4]

Die Heilung, die bei craniosacralen Behandlungen geschieht, wird daher nicht nur als Besserung von Symptomen oder Beschwerden erlebt, sondern wird immer auch als ein Mehr an Freiheit, an Fließen, an Bei-sich-Sein oder sogar als ein Stück Segen oder Gnade erfahren. Mit anderen Worten: Der *Atem des Lebens*, die innere Gesundheit oder die Essenz kann sich nun ein Stück mehr in diesem Individuum manifestieren, ausdrücken und entfalten.

Und ich möchte Ihnen noch etwas sehr Interessantes und Bedeutendes über den craniosacralen Rhythmus mitteilen: Etliche Craniosacral-Therapeuten und -Therapeutinnen haben beobachtet, dass der craniosacrale Rhythmus beim Sterbeprozess noch eine Weile nach dem Herzstillstand spürbar ist, und zwar bis hin zu mehreren Stunden. Auch ich selbst durfte dies bei zwei sterbenden Menschen auf eindrucksvolle Weise miterleben. Ganz besonders beeindruckend waren für mich die Phasen, in denen der Rhythmus spürbar bzw. dann nicht mehr spürbar war.

Auch wenn von ärztlicher Seite der Tod festgestellt worden ist, fühlt es sich oftmals noch eine ganze Weile so an, als ob der betreffende Mensch noch immer in seinem Körper anwesend ist. In dieser Phase habe ich noch deutlich den Rhythmus spüren können. Irgendwann kommt dann der Zeitpunkt, zu dem es sich so anfühlt, als wäre da niemand mehr in diesem Körper anwesend. Der zurückbleibende Körper fühlt sich dann nur noch wie eine leblose und leere Hülle an. Ab diesem Zeitpunkt war für mich in beiden Fällen kein craniosacraler Rhythmus mehr spürbar. Diese Erfahrungen haben mein Verständnis vom *Atem des Lebens* und der Bedeutung des Rhythmus vertieft. Der *Atem des Lebens* geht beim Sterben natürlich nicht verloren; er verlässt nur den betreffenden Körper.

Kontaktaufnahme mit dem Rhythmus

Nun möchte ich Sie dazu anleiten, eine kleine Entdeckungsreise zu den natürlichen Rhythmen im eigenen Körper zu unternehmen. Wir werden dabei mit den bereits vertrauten Rhythmen des Herz-Kreislauf-Systems und des Atems beginnen, bevor wir uns dann dem craniosacralen Rhythmus zuwenden. Den craniosacralen Rhythmus zu spüren kann wirklich eine sehr schöne und erhellende Erfahrung sein und ist nicht schwer.

Da es für das Anleiten zu inneren Erfahrungen passender ist, werde ich nun speziell dafür in die Du-Form übergehen.

ÜBUNG:

Finde eine bequeme Sitzposition oder lege dich auf den Rücken.

Wenn du dich in dieser bequemen Position eingefunden hast, schlage ich dir vor, zunächst mit dem Rhythmus des Herz-Kreislauf-Systems Kontakt aufzunehmen. Dafür kannst du eine Hand auf dein Herz legen oder den Puls am Handgelenk oder an der Halsschlagader ertasten – ganz wie du es möchtest und wie du diesen Pulsschlag am besten spüren kannst. Nimm dir Zeit, diesem vertrauten Rhythmus aufmerksam zu lauschen. Vielleicht ist es schon eine ganze Weile her, dass du deinen Puls bewusst gespürt hast ...

Wie fühlt sich dieser Rhythmus an? Was ist seine Qualität? Und was macht das mit dir, wenn du diesem wichtigen Rhythmus eine Weile aufmerksam zuhörst?

Wenn du genügend Eindrücke an dieser ersten Stelle gesammelt hast, schlage ich dir vor, nun sanft mit deinen Fingerbeeren deine Schläfe zu berühren und die Schläfenarterie zu ertasten. Das braucht ein bisschen mehr Feingefühl. Dann wirst du auch an dieser Stelle den gleichen Rhythmus, das gleiche relativ schnelle Pochen einer Arterie, spüren. Lausche auch hier ein kleines Weilchen ...

Wenn es dir reicht, löse einfach den Kontakt und lege eine kleine Pause ein ...

Während du dich ausruhst, nimm deinen Atem wahr, wie er von ganz allein kommt und wieder geht – ohne einzugreifen ... Und wie du spürst, wie sich dein Bauch und/oder dein Brustkorb mit jedem Atemzug ein wenig hebt und wieder senkt, nimm wahr, wie sich dieser Rhythmus anfühlt. Was macht ihn aus? Er hat eine ganz andere Qualität als der Puls des Blutkreislaufs ...

Und was macht das mit dir selbst, wenn du ein Weilchen aufmerksam der Welle der Atembewegung lauschst? Vielleicht kannst du sogar Details der Atembewegung spüren, welche Bereiche genau sich bewegen und welche nicht. Wie ist es vorn und wie ist es hinten? Ist die Bewegung links und rechts exakt gleich oder gibt es feine Seitenunterschiede?

Dann lass dich mit deiner Aufmerksamkeit hochgehen in die Gegend deiner Schlüsselbeine, wo sich auch die oberen Lungenspitzen befinden. Nun lass dich dort die Atembewegung spüren, ohne deinen Atem auch nur im Geringsten willentlich zu verändern. Wahrscheinlich ist dort oben nur noch eine ganz kleine Bewegung spürbar ...

Und dann lass dich mit deiner Aufmerksamkeit noch ein Stück weiter hochgehen, in deinen Hals und sogar in deinen Kopf. Selbst wenn es dort oben natürlich keine Lungen mehr gibt, kannst du auch dort noch feine Ausläufer der Atembewegung wahrnehmen, denn die Welle des Atemrhythmus wird über die Faszien weitergetragen.

Um dort oben diese feinen kleinen Bewegungen zu spüren, braucht es eine Menge entspannter und rezeptiver Aufmerksamkeit ... – genau die Art von Aufmerksamkeit, die auch für den nächsten Schritt erforderlich ist.

Als Nächstes lege deine Hände sanft auf deinen Kopf und berühre mit beiden Händen großflächig dein Schädeldach. Wenn du sitzt, kann das Aufstützen der Ellenbogen auf einem Tisch hilfreich sein. Die Finger zeigen dabei in die gleiche Richtung. Die Fingerspitzen können sich dabei leicht berühren oder sie berühren sich nicht ganz (siehe Abbildung 8).

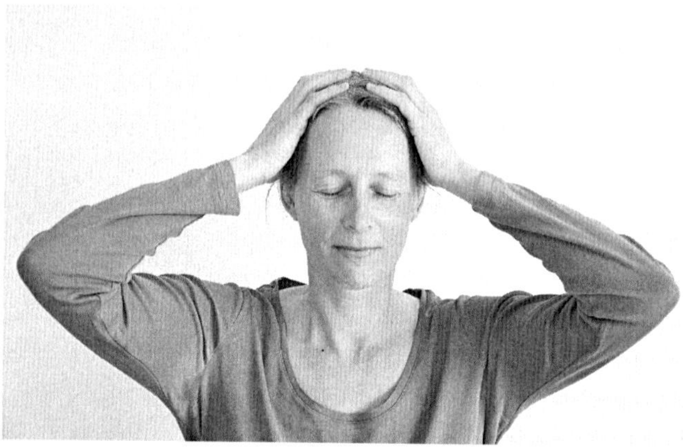

8: Handposition für das Erforschen des craniosacralen Rhythmus

Deine Hände sind dabei völlig entspannt und liegen wirklich nur ganz leicht auf. Sie sind sanft angeschmiegt und lassen zugleich viel Raum. Der Kontakt darf auf keine Weise einengen. Deine Hände sind dabei wie zwei große Ohren: ganz entspannt, aufmerksam und rezeptiv. Sie möchten hören, was im Körper geschieht, so als wärst du selbst nicht da.

Erlaube nun dem craniosacralen Rhythmus, in deine Hände zu kommen. Sei mit deinen Händen bereit mitzugehen, wenn sich dir eine Bewegung zeigt. Es fühlt sich dabei so an, als ob deine Hände bewegt würden, und nicht etwa so, als ob du sie bewegen würdest. Es ist ein Gefühl wie auf einer Welle zu reiten – einer sanften, gleichmäßigen Welle, die deine Hände nach außen in die Ausdehnung und wieder zurück nach innen trägt.

Deine Hände liegen dabei weiterhin ganz leicht auf – wie zwei leichte Korkplatten, die auf einer Wasseroberfläche aufliegen und die jede noch so kleine Bewegung des Wassers mitmachen.

Folge der Bewegung mit deiner entspannten Aufmerksamkeit. Was macht diese Bewegung aus? Wie ist die Qualität dieses innersten und tiefsten Rhythmus? Und was könnte das für eine Kraft sein, die hinter dieser Bewegung steht? Viele erleben den Rhythmus als weit, obwohl das tatsächliche Bewegungsausmaß nur sehr klein ist – oder sie erleben ihn als gleitend oder samtig ... Vertraue deiner eigenen Erfahrung. Wie würdest du ihn beschreiben, was wären deine Worte?

Und was ist das jetzt für eine Erfahrung in dir selbst? Was macht das mit dir selbst, wenn du diesem Rhythmus aufmerksam lauschst? Manche erfahren den Kontakt mit ihm als ein Angeschlossen-Sein an einen Urfluss oder als ein geborgenes, weites oder ozeanisches Gefühl ... Vertraue auch hierbei ganz deiner eigenen Erfahrung ...

Wenn sich dir die Bewegung nicht zeigen sollte, bleibe geduldig, aufmerksam und rezeptiv präsent, bis sie sich dir offenbart. Es kann auch sein, dass das System gerade eine Ruhepause macht. Im Gegensatz zum Atem und zum Herzschlag legt dieses System immer wieder Ruhepausen ein, die zwischen ein paar Sekunden und ein paar Minuten dauern können.

Der Druck, etwas Bestimmtes fühlen zu wollen, ist oft das größte Hindernis dafür, dass sich dir der Rhythmus zeigen kann. Wenn du einen solchen Druck in dir spürst, nimm einen tiefen Atemzug und lass ihn einfach los. Der Primär Respiratorische Rhythmus ist Ausdruck von etwas ganz Tiefem im Inneren, das sich uns nur zeigen kann, wenn wir entspannt und offen dafür sind und mit viel Raum lauschen.

Oder der Rhythmus zeigt sich dir und dein Verstand sagt gleich: „Oh, das bilde ich mir bestimmt bloß ein." Lass dich nicht von solchen Stimmen irritieren. Es ist verständlich, dass sich solche Stimmen melden, denn wir alle sind kollektiv und individuell dazu erzogen, unserem logischen Denken zu vertrauen, aber nicht unserer eigenen Sensibilität. Es ist eines der größten Geschenke der craniosacralen Kontaktaufnahme, dass wir durch sie lernen, unserer Sensibilität und unserer eigenen direkten Erfahrung zu vertrauen. Vertraue also deinen Händen und ihrer Wahrnehmung und höre weiter zu – deine Wahrnehmung wird von selbst feiner und genauer werden.

Wenn es für dich nach einer Weile anstrengend werden sollte, deine Hände auf dem Schädeldach ruhen zu lassen, löse diesen Kontakt.

Wenn du magst, kannst du dann noch an einer anderen Stelle des Körpers auf die gleiche Art und Weise mit dem craniosacralen Rhythmus Kontakt aufnehmen, zum Beispiel an den Beckenknochen, wenn du auf dem Rücken liegst, oder auf den Oberschenkeln, falls du sitzt.

Du kannst auch versuchen, den craniosacralen Rhythmus an einer anderen Person zu spüren. Das ist oftmals sogar leichter als bei sich selbst. Als Handpositionen dafür empfehle ich dir, die Hände großflächig auf die Oberschenkel oder die Schultern der anderen Person zu legen. Die Qualität der Berührung ist dabei identisch wie bei der eben beschriebenen Kontaktaufnahme mit dem craniosacralen Rhythmus bei sich selbst.

Wahrscheinlich gibt dir dein Partner, an dem du dem Rhythmus gelauscht hast, danach eine Rückmeldung wie: „Ah, das hat jetzt wirklich gutgetan!" Wie kommt das? Du hast doch gar nichts gemacht, hast keinerlei therapeutische Maßnahmen

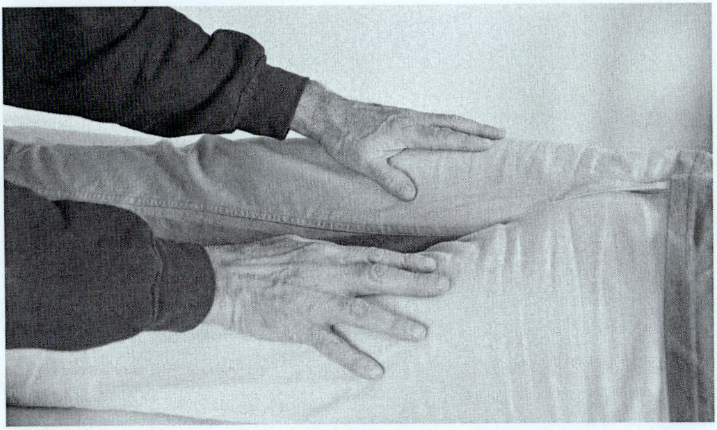

9: Handposition beim Spüren des Rhythmus am Oberschenkel

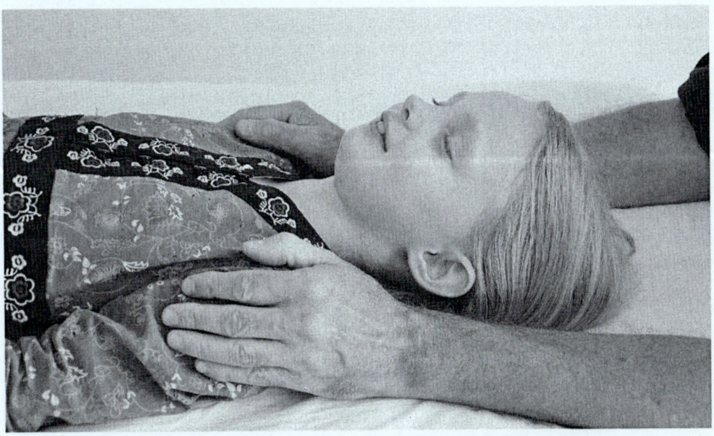

10: Handposition beim Spüren des Rhythmus an den Schultern

ergriffen. Was wirkt hier, dass allein schon das Lauschen des Rhythmus so heilsam ist? Vielleicht hast du sogar mit deinen Händen wahrgenommen, wie der Rhythmus in der Zeit, in der du gelauscht hast, größer und ausgeglichener geworden ist.

Das Erste ist natürlich, dass du ganz aufmerksam und entspannt präsent gewesen bist. Schon allein das wirkt heilsam. Und noch mehr: Du hast aufmerksam *zugehört*. Es geschieht heutzutage sehr selten, dass jemand einem anderen wirklich aufmerksam *zuhört*. Und du hast nicht irgendwelchem Geplapper gelauscht, sondern einer Bewegung, die von tief innen, vom Wesenskern, von der Essenz, kommt. Du hast deinem Partner somit geholfen, sich wieder mit seinem Wesenskern zu verbinden, sich an ihn zu erinnern. Ob das nun auf einer bewussten Ebene geschehen ist oder nicht, spielt keine Rolle.

Aber es gibt noch mehr, was dabei heilend wirkt: Du bist einfach mitgegangen – ohne einzugreifen und ohne irgendetwas verändern zu wollen. Und das ist so wohltuend und heilsam, wenn jemand einfach mit uns da ist und mit uns geht, ohne irgendetwas von uns zu wollen und ohne zu wollen, dass wir in irgendeiner Weise anders sind. Gehen wir einfach nur mit dem Rhythmus mit, ist das so, als würden unsere Hände sagen: „Du bist okay, so wie du bist." Und das ist einfach entspannend und heilsam.

2

Aspekte craniosacral-therapeutischer Arbeit

Nun möchte ich über die eigentliche Arbeit sprechen, wobei das Wort „Arbeit“ eigentlich unpassend ist. Es ist nämlich keine Arbeit im Sinne von Mühe, Anstrengung oder gar Plackerei. Denn im Gegensatz zu allen anderen körpertherapeutischen Ansätzen geht es bei der craniosacralen Heilarbeit nicht primär darum, irgendetwas aktiv von außen zu tun oder zu korrigieren.

Rezeptives Wahrnehmen

Craniosacrales Heilen beruht zu einem beträchtlichen Teil auf Wahrnehmung. Und die Art der Wahrnehmung, die für jeden heilenden Kontakt wesentlich ist, ist die ganz offene und rezeptive Wahrnehmung.

Aus diesem Grund wird bei unserer Arbeit so oft vom Zuhören, vom Lauschen gesprochen und geschrieben, denn das Hören ist der rezeptivste der Sinne, die wir haben. Durch keinen anderen Sinn können wir so schnell und mühelos in einen Zustand der rezeptiven Wachsamkeit gelangen wie durch das entspannte, aufmerksame Zuhören; sei es dem Zwitschern von Vögeln, dem

Zirpen von Grillen, einer schönen Musik, einer Stimme, die zu uns spricht, oder einfach der Stille.

Aber die Wahrnehmung ist bei unserer Arbeit keineswegs auf das Hören beschränkt. Dass immer wieder vom Zuhören und Lauschen geredet wird, ist nichts weiter als ein Hinweis auf die Qualität unserer Wahrnehmung, die der Sinn des Hörens am besten verkörpert.

Bei der craniosacralen Heilarbeit geht es ja vor allem um das Fühlen und Spüren. Wichtig ist, dass wir in unsere kinästhetische Wahrnehmung die gleiche rezeptive, offene Qualität hineinbringen, wie wir sie am ehesten vom Zuhören kennen: eben einfach nur aufmerksam da sein, ohne innerlich zuzugreifen, einzugreifen oder uns einzumischen. Eben einfach nur *wahr-nehmen*, was ist – ohne Wollen, ohne Erwartung und ohne Furcht. Wenn wir auf diese Art und Weise das, was ist, einfach anerkennen und annehmen, ist bereits der erste wichtige Schritt zur Heilung getan.

Eine eingestimmte Verbindung gewinnen

Rezeptives Wahrnehmen allein ist jedoch noch nicht genug. Es geht auch um eingestimmtes Wahrnehmen.

Wenn wir etwas wahrnehmen, gehen wir nämlich eine Beziehung zum Wahrgenommenen ein. Das Wahrgenommene ist nicht vom Wahrnehmenden getrennt. So haben Wissenschaftler schon vor Jahrzehnten herausgefunden, dass sich selbst Elektronen anders bewegen, je nachdem, ob sie jemand durch ein Mikroskop beobachtet oder ob nur eine Kamera installiert ist, und dass sich Elektronen sogar bei verschiedenen Beobachtern unterschiedlich bewegen.

Entscheidend ist also die Qualität unserer Wahrnehmung.

Die erste Voraussetzung für gut eingestimmtes Wahrnehmen ist, dass wir unseren eigenen Körper und unser eigenes Energiefeld mit unserer aufmerksamen Präsenz bewohnen. Darüber hinaus ist es wichtig, dass wir uns stabil in einem klaren Ausgangsplatz verankern, über den wir zugleich mit der Gesundheit und Weisheit in uns selbst verbunden sind. Für einen solchen guten Ausgangsplatz stehen uns verschiedene Hilfsmittel zur Verfügung. Zum Beispiel können wir uns als Therapeuten auf unsere eigene Mittellinie besinnen, uns dort sammeln und von dort aus lauschen.

Ausgehend von unserem guten Ausgangsplatz, schließen wir unsere Klienten in unser Wahrnehmungsfeld mit ein. Dabei ist es wichtig, dass unser Wahrnehmungsfeld weit ist und auch weit bleibt. Ein weites Wahrnehmungsfeld ist nämlich die Voraussetzung dafür, um eine gefühlte Verbindung mit der inneren Weisheit, mit dem *Atem des Lebens* in unseren Klienten zu gewinnen.

Ein einfacher Weg, sich mit der inneren Weisheit und Gesundheit im System eines Klienten zu verbinden, ist, dem craniosacralen Rhythmus zu lauschen und uns mit unserem weiten Wahrnehmungsfeld mit jener Kraft zu verbinden, die hinter dieser rhythmischen Bewegung steht und sie bewirkt.

Wenn wir mit einem rezeptiven und weiten Wahrnehmungsfeld lauschen, wird sich uns die innere Gesundheit, der *Atem des Lebens*, zeigen. Es ist eine Erfahrung von stiller Präsenz, die von den meisten Craniosacral-Praktizierenden sehr ähnlich beschrieben wird. Sie berichten oft von einem weiten, warmen, klaren, lichtvollen oder ozeanischen Gefühl. In jedem Fall ist es eine über-individuelle Erfahrung, denn es ist, wie gesagt, der gleiche *Atem des Lebens* in uns allen. Sind wir mit dieser tiefsten Heilkraft im Körper einmal verbunden, kann sie uns in unserer Behandlung leiten.

Von dort aus nehmen wir mit spezifischen Themen Kontakt auf. Meistens sind dies bestimmte Stellen im Körper. Dafür stellen wir uns innerhalb unseres weiten Wahrnehmungsfeldes, das stets den ganzen Menschen einschließt, die Formen der anatomischen Strukturen in diesem Bereich so genau wie möglich dreidimensional in unseren Händen vor. Dann lassen wir die Vorstellung los und lauschen einfach rezeptiv. Durch das bildliche Vorstellen sprechen wir die Gewebestrukturen im Körper an. Es ist so ähnlich wie das Wählen einer Telefonnummer; haben wir einmal die richtige Nummer gewählt, hat es keinen Sinn, sie wieder und wieder zu wählen, sondern es geht nun darum, einfach zu lauschen und zu warten.

Wir lassen also Eindrücke zu uns kommen. Das können wiederum ganz konkrete anatomische Eindrücke von den angesprochenen Strukturen sein; wie es um sie bestellt ist und was für Spannungsmuster vielleicht bestehen. Es können jedoch auch energetische oder sogar emotional gefärbte Eindrücke sein. Eindrücke können manchmal auch intuitiv in Form von symbolischen Bildern oder auf ganz andere Art und Weise zu uns kommen, bisweilen sogar in Form von symbolischen Klängen oder Gerüchen. Wir sind einfach offen und nehmen rezeptiv und aufmerksam wahr, was immer sich uns zeigen möchte.

Und wir schauen, was für einen inneren Kontakt das, was sich uns zeigt, braucht; ob es zum Beispiel mit viel Respekt und Weite wahrgenommen werden möchte oder ob es vielleicht wichtig ist, dass wir ihm mit viel Empathie und innerer Nähe begegnen. Auch hierbei geht es wieder um das feine Austarieren unserer Wahrnehmung und Präsenz.

Auf diese Weise gewinnen wir eine eingestimmte Verbindung. Manchen Leserinnen und Lesern scheint dies vielleicht nicht nachvollziehbar zu sein oder es erscheint ihnen sehr anspruchsvoll. Ist dieser Weg der Kontaktaufnahme jedoch einmal erlernt, geschieht das Gewinnen einer genau eingestimmten Verbindung durch unsere Wahrnehmung mühelos und fast von selbst.

Eingestimmte Präsenz wirkt katalytisch

Das Wichtigste ist für uns also, entspannt und rezeptiv präsent zu sein und zu lauschen. Es ist im Wesentlichen ein Raum des Nicht-Tuns.

Dabei stellen wir uns mit all unserem Wissen und all unserem Verständnis vom Körper zur Verfügung; und vor allem mit unserem Verständnis von der immensen Weisheit und Selbstheilungsfähigkeit eines jeden Organismus. Durch unsere eingestimmte Präsenz schaffen wir einen Raum, in dem die inneren Selbstheilungskräfte im Klienten zu wirken beginnen. Wir lauschen dabei mit unseren Händen aufmerksam und entspannt, wie sich dieser Körper selbst regulieren und heilen möchte – möglicherweise in Beziehung zu einem bestimmten Thema oder Muster, mit dem wir es gerade zu tun haben. Und diesen Prozess unterstützen wir auf spezifische Art und Weise mit unseren Händen und unserer eingestimmten Präsenz. Es ist ein Eingehen auf die feinsten innersten Selbstheilungsimpulse des Körpers.

Wir sind bei unserer Arbeit nicht die Macher oder Heiler, die großartige Dinge vollbringen, sondern die Assistenten oder Diener der inneren Weisheit und der inneren Selbstheilungskräfte des betreffenden Menschen. Am ehesten ist unsere Rolle dabei vergleichbar mit der eines Katalysators in der Chemie: Wir ermöglichen Prozesse, die ohne unsere Unterstützung niemals geschehen könnten, haben aber am Ende nichts damit zu tun.

Rollin Becker hat einmal erzählt, dass er vor jeder Behandlung im Stillen zu seinen Patienten sagt: *„Danke, dass du mir die Gelegenheit gibst, dir zuzuschauen, wie du dich selbst heilst.“*[5] Das trifft es ganz genau, aber ohne unser Zuschauen, ohne unsere eingestimmte Präsenz, könnte es nicht geschehen.

Kleine aktive Impulse

Craniosacral-Therapie ist ein absolut gewaltfreier Therapieansatz. Alles, was geschieht, geschieht organisch und von innen, aus der organischen Weisheit des Klienten heraus, die ich mit meinen Händen und meiner eingestimmten Präsenz unterstütze.

Eines der wenigen Dinge, die wir ab und zu aktiv tun, sind kleine Einladungen an das Gewebe, sich zum Beispiel in eine bestimmte Richtung auszudehnen, wenn wir den Eindruck haben, dass das Gewebe an dieser Stelle diese kleine Hilfestellung braucht.

Aber auch das ist nicht wirklich aktives Tun. Es ergibt sich von alleine aus unserem aufmerksamen Zuhören – vielleicht wie bei einem Gespräch, bei dem wir lange aufmerksam und respektvoll zugehört haben, irgendwann von selbst in uns der Impuls erwacht, eine kleine Anregung oder einen kleinen unaufdringlichen Vorschlag zu unterbreiten und es eine größere Mühe wäre, dies zurückzuhalten, als es zu tun.

Wenn wir tatsächlich mit unseren Händen solch kleine Einladungen an das Gewebe geben, ist die Kraft unseres Impulses stets geringer als der Widerstand des Gewebes.

Es ist ein Aushandeln mit dem Gewebe und vor allem mit den Kräften, die der Organisation des Gewebes zugrunde liegen, über die Möglichkeit von mehr Raum. Meistens gibt es Kräfte, die dafür offen und bereit sind, und andere, die dem entgegenstehen. Auch diese Kräfte haben ihre Geschichte und ihre Berechtigung. Daher wollen wir sie auf keinen Fall übergehen oder gar überrumpeln. Dann würde sich nämlich das Gewebe hinterher umso mehr kontrahieren, um sich in Zukunft besser zu schützen. Oder – noch schlimmer – diese Stelle im Körper würde dissoziieren; das heißt, sie wäre nicht länger Teil der Einheit von Körper und Geist. So etwas geschieht leider öfter durch invasivere Therapiemethoden.

Wir lauschen also dem Gewebe und den Kräften und schauen, wie wir durch unsere eingestimmte Präsenz einen Raum anbieten können, der es den Kräften, die bisher noch nicht dazu bereit waren, ermöglicht, loszulassen oder sich auszudehnen – in dem Maß und in dem Tempo, wie es gerade möglich ist –, ohne irgendetwas aufzudrängen oder aufzuzwingen.

Veränderungen, die auf diese Weise geschehen, sind natürlich viel dauerhafter und nachhaltiger als Veränderungen, die durch handgreiflichere Vorgehensweisen bewirkt werden. Außerdem gehen sie mit der Integration der zuvor im Gewebe gehaltenen Kräfte einher.

Ganz leichte Berührung

Bei der Arbeit am Kopf wird oftmals davon gesprochen, dass unsere Berührung nie stärker als fünf Gramm Druck sein sollte. Das Wort „Druck" finde ich dabei ein wenig irreführend, denn es ist eigentlich gar kein Druck, den wir ausüben. Der Kontakt mit den Händen sollte ganz leicht sein – gerade so fest, dass es überhaupt noch eine konkrete physische Berührung ist und die Finger nicht abrutschen. Würden wir die Stärke unserer Berührung am Kopf exakt messen, läge sie sicher meist unter fünf Gramm.

Unsere grundlegende Art zu berühren ist so, dass wir optimal wahrnehmen und über unsere Hände mit dem Körper kommunizieren können – wir greifen nicht ein und fügen nichts hinzu.

Vor allem, wenn wir direkt am *Primär Respiratorischen Mechanismus* arbeiten, diesem so beseelten System im innersten Kern, sind unsere Hände nur Hilfsmittel, um mit dem Körper kommunizieren zu können. Der Zug oder Druck sollte gerade nur so stark sein, dass das Gewebe unsere Absicht, unseren Vorschlag klar versteht. Kann der Zug oder Druck von einer unbedarften, von außen zuschauenden Person als solcher wahrgenommen werden, ist er bereits um ein Vielfaches zu stark.

Arbeit am Kopf

Am Kopf arbeiten wir nicht nur mit den Nähten zwischen den einzelnen Schädelknochen, in denen sich oftmals Spannungs- und Restriktionsmuster befinden, sondern auch mit dem *intracranialen* Membransystem der *Dura mater*, das sich im Inneren des Schädels aufspannt und Trennwände zwischen einzelnen Gehirnarealen bildet. Die Schädelknochen dienen uns dabei als Handgriffe oder Henkel, um auf die Membranen eingehen zu können.

Erfahrene Craniosacral-Praktizierende können darüber hinaus direkt detailliert auf das Gehirn und spezifische Hirnstrukturen eingehen.

Außerdem gehen wir auch auf die Hirnkammern, die sogenannten *Ventrikel*, ein. Dies sind von Gehirngewebe umgebene Hohlräume, die mit der Gehirn- und Rückenmarksflüssigkeit gefüllt sind.

Für uns Craniosacral-Therapeutinnen und -Therapeuten ist es in höchstem Maß faszinierend, mit einer federleichten Berührung mit den tiefsten Schichten des Kopfes Kontakt aufnehmen zu können und mit ihnen wirkungsvoll zu kommunizieren.

Wahrnehmungsfertigkeiten entwickeln

Wie ist es möglich, dass wir Craniosacral-Praktizierende effizient auf Strukturen eingehen, die wir gar nicht direkt berühren können? Es ist ein Weg mit mehreren Schritten, der zu diesen Fertigkeiten führt: In den ersten Tagen und Abschnitten einer Craniosacral-Ausbildung geht es erst einmal darum zu lernen,

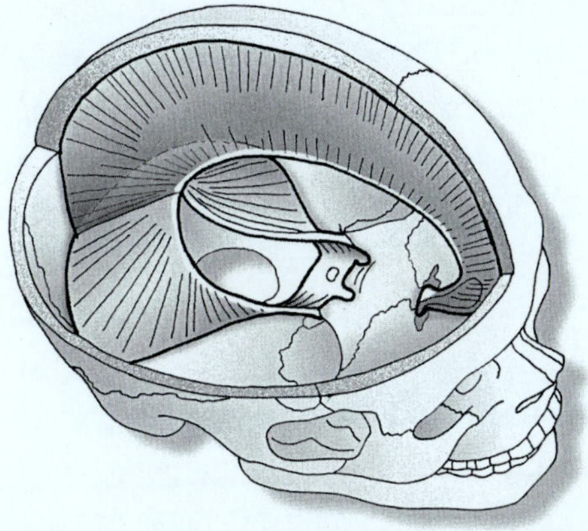

11: Das intracraniale Membransystem der Dura mater

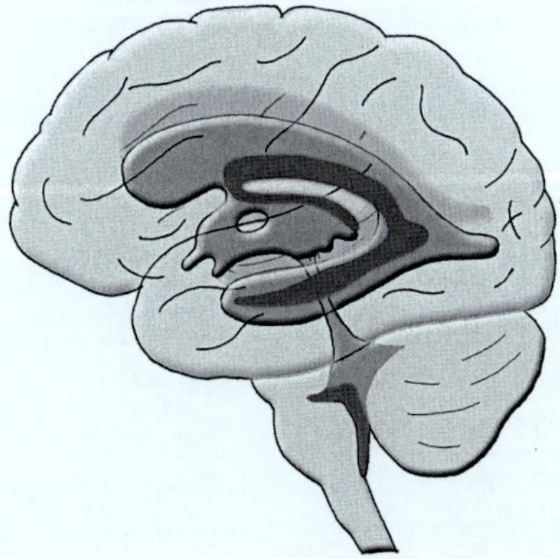

12: Die vom Gehirn umgebenen Hohlräume (Ventrikel)

mit den Händen kleine Bewegungen und andere feine Veränderungen zu spüren, die wirklich ganz direkt physisch spürbar sind. So sind die allermeisten Craniosacral-Lernenden mit etwas Geduld und mit gezielter Wahrnehmungsschulung schon nach wenigen Tagen in der Lage, derartige Dinge deutlich zu spüren. Viele von ihnen hätten es vorher nicht für möglich gehalten, mit den Händen jemals solche Feinheiten wahrnehmen zu können.

Ein weiterer Schritt in Craniosacral-Ausbildungen besteht dann meist darin, zu lernen, Dinge zu spüren, die ein Stück von den Händen entfernt sind. Ein einfacher Schritt auf diesem Weg ist dabei, einen ganz leichten Zug an Faszien wie zum Beispiel dem Duralschlauch auszuüben und wahrzunehmen, wie weit man diesen Zug durch das Körpergewebe weiterverfolgen kann und was an der Stelle sitzt, bis zu der hin man den Zug spüren kann und über die hinaus der Zug zunächst nicht weiter übertragen wird. Die eigene Spürerfahrung kann leicht bestätigt werden, wenn eine andere Seminarteilnehmerin am anderen Ende berührt und mitteilt, wann der ganz leichte Zug schließlich dort ankommt. Über solche Rückmeldungen wächst Klarheit und zugleich nimmt die Fähigkeit zu, Gespürtes besser einordnen zu können. Vor allem aber baut sich das Vertrauen in das eigene Spüren weiter auf.

Schließlich lernen angehende Craniosacral-Therapeuten in fortgeschrittenen Ausbildungsseminaren, spezifische Strukturen in Bereichen wahrzunehmen, die sie weder unmittelbar noch mittelbar berühren können, und mit ihnen zu kommunizieren. Das gilt zum Beispiel für spezielle Hirnstrukturen wie dem *Hypothalamus*. Mittlerweile ist so viel Vertrauen in die eigene Wahrnehmung und das eigene Spüren gewachsen, dass auch dieser Schritt organisch möglich ist. Abgesehen davon, dass die Lernenden inzwischen gut in einen wahrnehmenden Raum hineingewachsen und darin verankert sind, spielt hier ihr Verständnis vom Körper und vor allem die schon zuvor beschriebene Fähigkeit, sich innerhalb eines weiten wahrnehmenden Feldes die Form und die Lage der betreffenden anatomischen Strukturen dreidimensional bildlich in den Händen vorzustellen, eine große Rolle. Haben wir uns einmal die Strukturen auf diese Art und Weise vorgestellt, sind wir einfach rezeptiv und lassen Eindrücke in unser eingestimmtes Wahrnehmungsfeld kommen.

Wie kann es sein, dass wir auf diese Weise tatsächlich brauchbare Eindrücke gewinnen, die es uns ermöglichen, effizient mit dem Gewebe zu kommunizieren? Ganz einfach: Die Zellen, Gewebe und Strukturen im Körper warten nur darauf, dass endlich jemand kommt, der bereit ist, zuzuhören, und der fähig ist, sie zu *verstehen!* Wir müssen uns nur mit unserer Kompetenz und unserer rezeptiven, eingestimmten Präsenz zur Verfügung stellen; der Rest geschieht von selbst. Das ist wirklich *wunder*bar und es erweckt auch in uns immer wieder aufs Neue Staunen. Zugleich ist es aber einfach natürlich und in der direkten Erfahrung ganz selbst-verständlich.

Auf dem Weg der Wahrnehmungsentwicklung ist es wichtig, dass wir von Anfang an unseren Händen und ihrer Wahrnehmung vertrauen, auch wenn wir uns dabei manchmal nicht sicher sind. Tatsächlich spüren wir viele Dinge, die nicht objektiv überprüfbar sind. Was immer wir wahrnehmen, nehmen wir als eine Art Arbeitshypothese für unser weiteres Vorgehen – ohne darauf zu bestehen, dass es die einzige oder vollständige Wahrheit ist. Zugleich lauschen wir weiterhin mit unseren Händen und sind dabei stets bereit, unsere Arbeitshypothesen zu erweitern, zu vertiefen, zu vervollständigen, zu korrigieren oder auch ganz zu verwerfen. Mit zunehmender Erfahrung baut sich so eine innere Datenbank aus Spürerfahrungen auf und die Wahrnehmung wird immer klarer und eindeutiger. Und wir merken immer mehr, dass wir unseren Wahrnehmungen tatsächlich vertrauen können und sie uns zu guten Behandlungserfolgen führen.

Und noch etwas: Auch bei Strukturen, die wir nicht direkt mit den Händen berühren können, wie zum Beispiel beim Gehirn, ist es möglich, ihre craniosacrale Eigenbewegung zu spüren und auf diese Weise Rückmeldungen zu gewinnen, inwieweit sich in ihnen der *Atem des Lebens* oder die innere Gesundheit ausdrückt. Über das Wahrnehmen solcher Bewegungen gewinnen wir auch

Rückmeldungen darüber, was sich durch unsere eingehende Kontaktaufnahme verändert oder verbessert.

Wie ist so etwas möglich? Das ist viel einfacher, als es sich vielleicht anhört. Der wichtigste Schlüssel dafür ist die Art unserer Berührung: Von Anfang an lernen wir, auf eine Weise zu berühren, bei der unsere Hände wie eins sind mit dem Gewebe, auf das wir uns beziehen. Zugleich bleiben wir gesammelt und gelöst in unserer eigenen Mitte verankert und lauschen von dort mit einem weiten und entspannten Wahrnehmungsfeld. Mit dieser Einstellung zeigen sich uns primär respiratorische Bewegungen und andere Botschaften des Gewebes von selbst.

Ist diese Art der Kontaktaufnahme mit Strukturen, die wir direkt mit unseren Händen berühren können, einmal gut eingeübt, ist es wirklich leicht, sie auch in Bezug auf Strukturen anzuwenden, die wir nicht direkt berühren können. So fällt es zum Beispiel allen Craniosacral-Lernenden leicht, die Bewegung des Gehirns deutlich zu spüren, zunächst mit unterstützender Anleitung und dann auch ohne derartige Hilfestellung.

Mit ein wenig Erfahrung ist dann auch das deutliche Unterscheiden des Bewegungsumfangs und der Bewegungsqualität von einzelnen Gehirnarealen oder -anteilen (wie zum Beispiel Kleinhirn, Stammhirn, Großhirnhemisphären oder auch einzelne Hirnlappen) nicht sonderlich schwierig.

Dagegen gelingt es nicht immer, Bewegungseinschränkungen bei einzelnen konkreten Nervenkernen oder Kerngruppen im Gehirn klar zu spüren. Das ist dann manchmal eher ein Erahnen als ein eindeutiges Spüren. Aber auch dann kann die energetische Wahrnehmung von solch spezifischen Strukturen, die nicht direkt tastbar sind, durchaus klar und deutlich sein, wie ich es bereits oben beschrieben habe.

Anzeichen von heilendem Geschehen im Körper

Jetzt habe ich einige Aspekte beschrieben, wie wir es ermöglichen, dass die inneren Selbstheilungskräfte im Körper unserer Patientinnen und Patienten wirken können.

Aber woran erkennen wir, dass tatsächlich Heilung geschieht? Dafür gibt es eine Reihe von konkreten Anzeichen, durch die uns der Körper vermittelt, dass es auf heilsame Weise in ihm arbeitet. Hier einige der wichtigsten Aspekte:

- Das Gewebe wird weicher; es lässt los. Der Bewegungsspielraum erweitert sich.
- Es geschehen kleine Ausgleichsbewegungen.
- Manchmal treten kleine Zuckungen auf, durch die sich Spannungen entladen.
- Das Gewebe wird warm oder heiß.
- Ausdehnung geschieht; es entsteht mehr Raum.
- Ein *therapeutischer Puls* tritt in Erscheinung: ein schnelles rhythmisches Pochen, das meist plötzlich kommt und genauso plötzlich wieder verschwindet. Auch wenn manche meinen, dieser *therapeutische Puls* sei kein arterieller Puls, komme ich nach langen Beobachtungen eindeutig zu dem Schluss, dass es doch ein arterieller Puls sein muss. Nicht nur, weil er die passende Frequenz und Qualität hat – er geht auch immer einher mit gesteigerter Wärme, was für eine erhöhte Durchblutung spricht. Ich erkläre mir dieses Phänomen so, dass kleine Arterien plötzlich stärker durchblutet werden, wenn sich eine Stelle energetisch öffnet. Schon Dr. Still wies wiederholt auf die große Bedeutung der verbesserten arteriellen Durchblutung für die Heilung hin.
- Es geschehen unwillkürliche tiefe Atemzüge („Aufatmen“).
- Das Gewebe wird energetisch zugänglicher.

Fallbeispiel

Vor ein paar Monaten kam Peter, wie ich ihn jetzt nennen werde, nach längerer Pause wieder in meine Praxis. Er hatte in den vorangegangenen Jahren schon einige Sitzungen mit mir gehabt. Peter ist selbst Körpertherapeut und hat eine ausgezeichnete Körperwahrnehmung.

Diesmal kam er wegen extrem starker Schmerzen im unteren Rücken, die wohl durch viel Stress und Überlastung in den vorangegangenen Wochen entstanden sind. Vor ein paar Tagen wurde bei einer MRT-Untersuchung ein schwerer Bandscheibenvorfall diagnostiziert. Abgesehen von den heftigen Schmerzen, drohte ihm eine längere Arbeitsunfähigkeit, was gerade für ihn als Selbstständigen eine Katastrophe bedeuten würde.

Da sein Körper mit meinen Händen bereits vertraut war – und ich mit seinem System –, konnte er sich schnell anvertrauen und es war leicht für mich, eine tiefe Verbindung zu seiner inneren Weisheit zu gewinnen. Wo immer ich ihn berührte – außer am unteren Rücken war das vor allem am Becken, am Nacken, am Kopf und an den Nieren –, entspannte sich das Gewebe schnell. Überall zeigten sich Ausgleichsbewegungen und auch andere der oben beschriebenen Anzeichen von Selbstregulation und Heilung im Gewebe. Nur an einer Stelle war eine kleine aktive Hilfestellung in Form eines ganz leichten Zugs erforderlich; überall sonst reichten meine sorgfältig eingestimmte Präsenz und meine sanfte Berührung aus, damit die inneren Selbstheilungskräfte ihr Werk tun konnten.

Ich war mir daher sicher, dass seine Rückenschmerzen nun ein gutes Stück leichter sein würden. Und so war es auch am Ende dieser Sitzung.

Wirklich verblüfft hat mich dann aber, etwa zehn Tage später zu erfahren, dass seine Rückenschmerzen komplett abgeklungen sind und der schwere Bandscheibenvorfall vollständig abgeheilt ist. Außer Ausruhen und der einen einzigen Sitzung mit mir hatte Peter keinerlei therapeutische Maßnahmen ergriffen.

Ich habe dieses kleine Fallbeispiel ausgewählt, um zu veranschaulichen, wozu unsere innere Weisheit, unsere innere Selbstheilungskraft imstande ist, wenn wir ihr durch unsere eingestimmte Präsenz und durch unsere sanfte craniosacrale Vorgehensweise ermöglichen, sich zu entfalten.

Solch schnelle und eindrückliche Heilungen sind zwar kein alltägliches Phänomen in craniosacral-therapeutischen Praxen, aber sie geschehen von Zeit zu Zeit immer wieder. Und das ist kein Zufall.

Heilsam auch für die Therapeutinnen und Therapeuten

Und noch ein anderer interessanter und wichtiger Aspekt: Craniosacrale Heilarbeit ist nicht nur für die Empfängerinnen und Empfänger heilsam, sondern auch für uns Craniosacral-Therapeuten und -Therapeutinnen selbst. Das ist sicherlich ein Hauptgrund, warum immer mehr Menschen davon begeistert sind, diese Arbeit auszuführen. Und warum sie davon nicht mehr ablassen wollen, wenn sie einmal damit begonnen haben.

Die Methode verlangt nämlich von uns selbst immer wieder, ganz in der Gegenwart anwesend zu sein und unseren Geist still werden zu lassen. Schon allein das ist heilsam für uns.

Und sie verlangt von uns, immer wieder von Moment zu Moment unsere Vorstellungen und Konzepte loszulassen, mit dem Fluss zu gehen und ganz aufmerksam mit dem präsent zu sein, was gerade jetzt ist. Auch das bedeutet Heilung für uns selbst.

Und schließlich erfahren wir in unserer täglichen Arbeit, dass wir mit Anstrengung und Druck nichts erreichen. Auch das hat große heilsame Auswirkungen auf alle unserer Lebensbereiche und unser ganzes Sein.

In dem Moment, da wir innerlich in eine Art Routine fallen und vielleicht so etwas denken wie „ich weiß das, ich kann das, ich mache das“, verlieren wir unsere rezeptive eingestimmte Präsenz. Die Methode funktioniert dann nicht mehr und wir verlieren den Zugang zum heilenden Geschehen.

Ehrlich gesagt, kommen auch in meiner eigenen Praxistätigkeit immer wieder solche Momente vor, aber weil es wirklich so offensichtlich ist, dass es nicht funktioniert und es dann schnell frustrierend und auch anstrengend wird, merke ich es gleich. Dann nehme ich mir ein paar Momente, um mich neu zu sammeln und einzustimmen und um von dort aus wirklich präsent und offen zu sein.

Diese Arbeit erfordert zwar eine Menge Wissen und vielfältige Fertigkeiten, aber zugleich sind wir aufgefordert, all unser Wissen und all unsere erlernten Fertigkeiten immer wieder loszulassen, um uns – ausgehend von einem inneren Raum des Nicht-Wissens – der jeweiligen Situation im Hier und Jetzt zu stellen. Unser Wissen, unsere Erfahrung und unsere Fertigkeiten sind natürlich im Hintergrund immer noch da, aber wir müssen sie erst einmal loslassen, damit sie genau so einfließen und zur Anwendung kommen können, wie es gerade in diesem Moment in der jeweiligen Situation passend und gebraucht ist.

Mit anderen Worten: Die craniosacrale Heilmethode zu praktizieren ist immer wieder herausfordernd und spannend und lässt uns immer wieder neu entdecken und staunen. Was für ein Geschenk!

Außerdem erfahren wir täglich, dass wir der inneren Gesundheit und Weisheit unserer Klienten wirklich vertrauen und uns von ihr leiten lassen können. Dadurch entsteht eine immer tiefere und stabilere Verbindung mit der Gesundheit und Weisheit in uns selbst, ein immer größeres Vertrauen in unseren eigenen innersten Wesenskern. So wird unser eigenes Leben immer mehr von dort geleitet und entfaltet sich von dort aus. Etwas Besseres kann man sich wirklich nicht wünschen!

Stille

Craniosacral-Arbeit ist aus Stille entstanden, wie ich zuvor beim Erzählen der ersten Anfänge dieser Arbeit (Sutherland) aufgezeigt habe; vor allem aber ist Stille eine tragende Qualität von Craniosacral-Behandlungen. Sie sind durch eine Atmosphäre von Stille gekennzeichnet.

Liegt ein Patient nach einem anfänglichen Vorgespräch einmal auf der Behandlungsliege und wir beginnen mit unserer Behandlung, ist es für uns unpassend, noch eine Konversation über Alltägliches zu führen. Wenn dann überhaupt noch gesprochen wird, dann nur, wenn es dem direkten Erleben der Behandlung dient, zum Beispiel zur Begleitung innerer Prozesse. Dazu später mehr.

Die Stille, um die es hier geht, ist weit mehr als nur die Abwesenheit von Worten oder als äußere Stille. Diese Stille ist eine lebendige, erfüllte Stille. Sie ist gefühlte Präsenz und zugleich ein offener weiter Raum. Es ist dieser stille rezeptive Raum, der die Grundlage dieser Behandlungsart bildet und aus dem heraus vieles möglich wird bzw. von selbst geschieht.

Durch diesen Grundraum von Stille ist Craniosacral-Arbeit ein kraftvolles Heilmittel für einen lauten und kranken Zeitgeist, der stets nach immer mehr Aktion und immer größeren und schnelleren Reizen verlangt, damit überhaupt noch irgendein inneres Erleben geschieht. Im Gegensatz dazu geht craniosacrale Heilarbeit mit einem Minimum an äußerer Aktion einher – und doch oder gerade deswegen geschieht dabei tiefes und bedeutsames inneres Erleben.

Besonders eindrücklich ist dies für mich in Craniosacral-Ausbildungsseminaren zu beobachten: Rein äußerlich geschieht bei den Behandlungsaustauschen während der Kurse fast nichts: Ein ganzer Raum mit einer Gruppe von Menschen, die Hälfte von ihnen liegt still auf der Behandlungsliege und wird von den anderen Kursteilnehmern sanft berührt, die in einer Dreiviertel- oder einer vollen Stunde höchstens ein paar Mal in Stille ihre Handposition verändern. Und hinterher sprechen alle lange und sehr angeregt über ihr facettenreiches und tiefes inneres Erleben …

Gewebegedächtnis und emotionale Integration

Worüber ich noch nicht gesprochen habe und was sich sicher viele meiner Leserinnen und Leser schon gedacht haben, ist, dass diese Arbeit auch auf psychischer und emotionaler Ebene sehr intensiv ist und dass sich gerade auf diesen Ebenen viel lösen und integrieren kann.

Das hat mit dem zu tun, was oftmals *Gewebegedächtnis* genannt wird. Wenn bereits auf winzigen Datenträgern ganze Filme, Sinfonien, Bücher und anderes gespeichert werden können, ist es leicht vorstellbar, dass in einer viel komplexeren Struktur wie dem menschlichen Bindegewebe alles gespeichert wird, was wir jemals erlebt haben und noch nicht verarbeitet haben. Solche festgehaltenen Informationen und Energien stehen auf unterschiedliche Art und Weise dem optimalen Funktionieren von physiologischen Vorgängen entgegen.

Durch unsere zuhörende und mitgehende Grundhaltung und vor allem durch unsere Verbundenheit mit der inneren Gesundheit, die immer vorhanden ist, gewinnen wir Zugang zu solchen Energien und Informationen. Ein Großteil ihrer Verarbeitung und Integration geschieht in völliger Stille und tiefer Entspannung. Die Klientinnen und Klienten liegen auf der Behandlungsliege und entspannen sich einfach – und am Ende der Behandlung fühlen sie sich so viel leichter und freier.

Ein ganz typisches Erleben während Craniosacral-Behandlungen ist dabei ein tief entspannter, heller Trance-Zustand zwischen Schlafen und Wachen. Manche sehen dabei auch Farben oder erleben Traumbilder. In solch angenehmen Zuständen werden Stress und emotionale Belastungen mühelos verarbeitet.

Gerade weil wir mit den tiefsten inneren Heilkräften verbunden sind und einen Raum zum Entspannen und Loslassen anbieten, zeigen sich manchmal in Craniosacral-Sitzungen aber auch tiefe Gefühle oder Bilder, die dann auf bewusster Ebene erfahren, angeschaut, verstanden und integriert werden wollen. Dann sind Fertigkeiten in kompetenter verbaler Prozessbegleitung gefragt, um die heilsame Integration des Erfahrenen zu gewährleisten.

Inneren Bewegungen folgen

Ein Aspekt von Craniosacral-Therapie, der besonders mit dem Gewebegedächtnis zu tun hat, ist das Folgen von Bewegungen. Dabei lauschen wir dem Gewebe und sind bereit, Bewegungen zu folgen, die das Gewebe von innen heraus ausführen möchte. Fast immer sind diese Bewegungen zunächst winzig klein; so klein, dass sie nicht mit den Augen sichtbar sind. Meistens führen diese Bewegungen von selbst zu einem stillen Punkt, wo sie zur Ruhe kommen. Hier wird ein Zustand erreicht, in dem ein besonders guter Zugang zu den Kräften, die der Organisation des Gewebes zugrunde liegen, gewonnen wird: sowohl mit den heilenden Kräften, mit der Kraft des *Atems des Lebens*, als auch mit anderen, belastenden oder störenden Kräften, die im Gewebe gehalten sind. In diesem stillen Zustand können sie, unterstützt durch unsere eingestimmte Präsenz, auf neue Weise miteinander in Beziehung treten. So kann sich etwas transformieren und ausgleichen. Ist dieser Zustand von Stille durchlaufen, organisiert sich das Gewebe neu und es zeigt sich neue Bewegung, die von mehr Freiheit und Ausgeglichenheit gekennzeichnet ist.

Manchmal jedoch möchten diese Bewegungen weitergehen. Indem wir ihnen folgen und sie ein wenig unterstützen, werden sie größer. Wenn solche Bewegungen auf diese Weise so groß werden, dass sie mit den Augen wahrgenommen werden können, sprechen Craniosacral-Therapeuten oftmals von *Unwinding*. Am ehesten lässt sich das mit „Freiwinden" übersetzen.

Das Erstaunliche daran ist: Niemand macht diese Bewegungen aktiv, weder die Patienten noch die Therapeuten. Sie geschehen von selbst. Diese Bewegungen entstehen in einem Raum von Entspannung und Anvertrauen durch die Tonusveränderung einzelner Muskeln oder Muskelgruppen und ihrer Faszien. Gehalten in einem Raum von eingestimmter Achtsamkeit, gehen diese Bewegungen meist mit einem intensiven inneren Erleben einher. Manche beschreiben es als ein Durchlaufen innerer Landschaften.

Meistens führen diese Bewegungen einfach in einen Zustand von größerer Entspanntheit, der mit größerer Bewegungsfreiheit und Ausgeglichenheit einhergeht.

Manchmal, wenn genügend Halt, Vertrauen und Sicherheit dafür gegeben sind und wenn es gerade ansteht, führen diese Bewegungen auch zu Positionen, die der Körper oder der betreffende Körperteil schon einmal eingenommen hat, zum Beispiel bei einem Unfall, einem Sturz oder einem anderen Ereignis. Es sind jedenfalls immer Positionen, in denen es irgendetwas abzuholen, zu durchlaufen oder zu integrieren gibt. Auch das geschieht meistens ganz einfach in Stille und Entspannung.

Wenn der dafür erforderliche Rahmen gegeben ist, möchten sich dabei manchmal aber auch festgehaltene Energien oder

Gefühle zeigen, ausdrücken und entladen. Dann sind wir gefordert, die auf diese Weise ausgelösten Prozesse auch mit Worten zu begleiten.

Dazu zuerst einmal ein einfaches kleines Beispiel.

Fallbeispiel

Es war vielleicht in der fünften Sitzung mit Sarah, als ich bemerkte, dass ihr linker Ellenbogen nicht so frei war wie der rechte. Ich nahm den linken Arm in beide Hände und stimmte mich auf die Muskeln und Faszien ihres Arms und Schultergürtels ein. Da merkte ich, wie sich der Arm von innen bewegen wollte. Ich folgte diesen Bewegungen und unterstützte sie in ihrer Entfaltung.

Schließlich stoppte die Bewegung in einer bestimmten Stellung. Plötzlich schossen meiner Klientin Tränen in die Augen und es kamen ihr Bilder: Sie war als Achtjährige vom Fahrrad gefallen und dabei genau in dieser Armstellung mit voller Wucht auf den linken Ellenbogen gestürzt. Sie selbst hatte dieses Ereignis völlig vergessen – ihr linker Ellenbogen

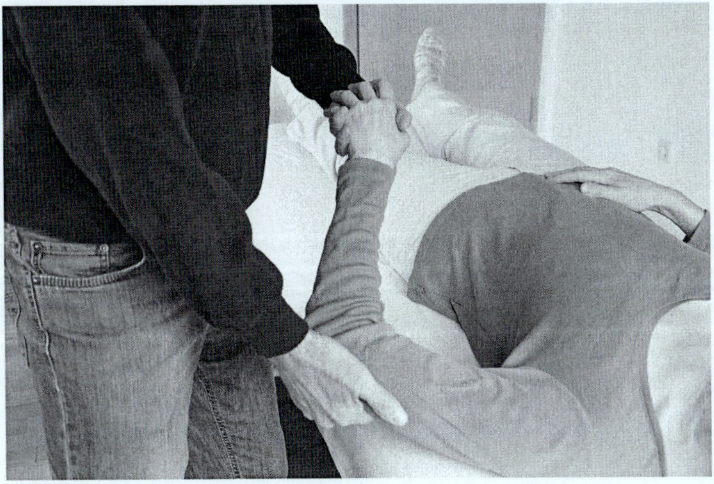

13: „Unwinding" am Arm

jedoch nicht! Diese Krafteinwirkung war in den Zellen gespeichert worden. Jetzt strömten Energie und Hitze aus ihrem Ellenbogen, bis er sich schließlich sogar noch etwas freier und lebendiger anfühlte als der rechte.

Und noch ein eindrückliches Beispiel, das etwas komplexer ist.

Fallbeispiel

Renate war eine Frau Anfang dreißig, die bereits ein halbes Jahr zuvor eine Serie von etwa zehn Sitzungen bei mir hatte. Diesmal kam sie mit einem etwas eigentümlichen Anliegen zu mir: Seit etwa einer Woche hatte sie leichte Schmerzen in beiden Sprunggelenken, was sie vorher noch nie gehabt hatte. Sie war auch nicht gestürzt oder gestolpert. Manchmal würde es an den Sprunggelenken auch etwas jucken.

Bei der Kontaktaufnahme meiner Hände mit dem Bereich ihrer Sprunggelenke waren jedoch keinerlei Besonderheiten „sichtbar" und es waren auch nicht die geringsten Bewegungseinschränkungen spürbar. Beim Hineinlauschen konnte ich lediglich eine bitzelnde Qualität wahrnehmen. Auch nachdem ich mehrere Minuten lang eingestimmt mit meinen Händen darauf eingegangen war, änderte sich daran nichts. In meiner Verbundenheit mit dem Atem des Lebens und ihrer inneren Weisheit hatte ich den klaren Impuls, dass ich hier im Moment nicht weiterkommen würde und dass ich woanders weiterarbeiten solle, um vielleicht später noch einmal auf die Sprunggelenke zurückzukommen. Etwas verwundert und frustriert war ich dennoch.

Nach zwei oder drei Zwischenstationen landeten meine Hände schließlich an ihrem rechten Arm. Dies entwickelte sich einfach aus meiner inneren Führung bzw. dem Eingestimmt-Sein mit der Gesundheit und Weisheit mit ihr. Es gab wirklich keinen vernünftigen Grund, dorthin zu gehen. Nach einer Weile wollte sich der Arm aus einer etwas abgespreizten Position ganz langsam nach vorn und enger zu ihrem Rumpf hinbewegen. Ich unterstützte diesen kleinen Bewegungsimpuls sehr langsam und achtsam. Kurz darauf bemerkte ich, wie in Renate ein gewisser Unwille und auch Unbehagen aufstiegen. Das war nicht nur energetisch spürbar, sondern auch durch etwas Spannung im Halsbereich und um ihren Mund herum sichtbar. Außerdem bahnte sich bereits sehr subtil eine Spannung gegen die Bewegung ihres Armes an, obwohl diese Bewegung sich jedoch eindeutig in Verbundenheit mit der Gesundheit in ihr zeigen wollte.

Ich hatte das Gefühl, als könnte sich etwas Heftiges anbahnen. Daher fragte ich sie, ob sie noch das warme, wohlige und kraftvolle Gefühl in ihrem Bauch spüren könne, das sie bei einer kleinen Spürübung zu Beginn der Sitzung als guten und sicheren Ausgangsplatz gefunden hatte. Sie bejahte dies. Nun bat ich sie, die anderen auftauchenden Gefühle und Impulse in ihr zu erforschen und ihnen Raum zu geben, auch mit ihrer Stimme. Es kam zunächst ein unwilliges Quäken, fast wie von einem Baby, das sich nicht wohlfühlt. Gleichzeitig wurde der feine Impuls in ihren Armen deutlicher, sich zu wehren und die Arme mit den Ellenbogen voran nach hinten wegzuziehen. Ihre Töne und Bewegungsimpulse fühlten sich jedoch seltsam schwach und hilflos an. Ich war mit viel Empathie mit ihr da – zugleich hatte ich das eindeutige Gefühl, dass ich den Kontakt mit ihrem rechten Arm nicht lösen solle, auch wenn mein Kontakt offenbar erhebliches Unbehagen auslöste. Ich hatte den Eindruck, dass ich ihr sonst etwas nehmen und einen wichtigen Prozess unterbrechen würde.

Ich sagte ihr, dass ich natürlich meinen Kontakt an ihren Armen lösen würde, wenn sie das wirklich wolle, dass ich jedoch das Gefühle hätte, noch etwas bleiben zu wollen. Ich fragte sie, wie sie sich fühle. Sie sagte, sie fühle sich sehr unwohl, ganz klein und hilflos und ihre ganzen Beine würden furchtbar jucken.

Da sie gleichzeitig noch immer gut als Erwachsene ansprechbar und erreichbar war und der gute Ausgangsplatz in ihrem Bauch immer noch gut verfügbar und spürbar war, bat ich sie, diese Empfindungen und Gefühle, so gut wie es ihr möglich sei, zuzulassen und freundlich mit ihnen da zu sein.

Bald fühlte sie sich weniger hilflos. Sie sagte außerdem, die Beine würden jetzt jucken wie bei einem frisch angelegten Gipsverband. Plötzlich kam ihr eine Erinnerung, die eine Erklärung für das ganze seltsame Geschehen bot: Wenige Tage nach ihrer Geburt mussten ihre Beine völlig eingegipst werden. Dabei musste sie offenbar von einem Pfleger am Oberkörper und an den Armen festgehalten werden.

Was sich in dieser Sitzung an ihren Armen zeigte, war eindeutig eine stecken gebliebene und überwältigte Verteidigungsreaktion, denn als Baby konnte sie sich ja nicht erfolgreich gegen das Festgehalten-Werden und diese für sie unverständliche Prozedur zur Wehr zu setzen. Daher auch die große Schwäche und Hilflosigkeit.

Ich vermute, dass ihr als Baby auch nicht freundlich erklärt wurde, wofür diese unangenehme Maßnahme durchgeführt wurde. Das hätte es ihr wesentlich leichter gemacht, diese Prozedur, durch die ja auch ihre Beinchen bewegungsunfähig gemacht wurden, hinzunehmen. Auch wenn Babys unsere Worte noch nicht verstehen können, verstehen sie dennoch energetisch den Sinn unserer Worte, denn sie sind äußerst sensible Wesen.

Dann ermutigte ich Renate dazu, sich noch mehr mit ihrer Kraft im Bauch zu verbinden und jetzt mit ihrer Kraft als Erwachsene auf neue Art und Weise ihren Impulsen Raum zu geben. Nun kamen kraftvolle Laute, die bald in ein entschiedenes abwehrendes „Weg! Weg!" übergingen. Auch die Impulse ihrer Arme, sich zu befreien, wurden deutlich und kraftvoll. Zugleich begannen auch ihre Beine, sich zu bewegen. Ich ermutigte sie weiter dazu, ihre Kraft zu spüren und ihren Impulsen kraftvoll Ausdruck zu geben, und sagte ihr, dass sie es schaffen würde. Damit sie ihre Kraft noch deutlicher spüren konnte, leistete ich ihr Widerstand, aber nur so viel, dass sie es schließlich mit intensivem Krafteinsatz erfolgreich schaffte, sich zu befreien. Das ging mit einem Gefühl von Triumph einher. Nun war sie glücklich, aber auch erschöpft. Das Jucken in ihren Beinen war nun vollständig verklungen.

Wir hatten noch eine Viertelstunde für stille Craniosacral-Arbeit zur Verfügung, in der sich in tiefer Entspannung vieles ausgleichen und integrieren konnte. Bei einer abschließenden Berührung an ihren Sprunggelenken fühlten sich diese fließend an; von der bitzelnden Qualität zu Beginn der Sitzung war nichts mehr zu spüren. Auch in den kommenden Tagen, Wochen und Monaten hatten sich die seltsamen Schmerzen in ihren Sprunggelenken nicht wieder gezeigt.

Renates seltsame Symptome hatten sich nur aus einem einzigen Grund gezeigt: Sie wollten, dass sie sich von den Spuren dieses frühen Ereignisses, die noch in ihren Zellen und in ihrem Nervensystem festgehalten waren, befreit. Und sie wussten, dass nun dafür der richtige Zeitpunkt in ihrem Leben gekommen war.

So funktioniert die Weisheit in unserem Körper. Wie oft verstehen wir die Botschaften unseres Körpers nicht oder wollen sie einfach nur loswerden?

Arbeit mit dem therapeutischen Dialog

Auch wenn wir sorgfältig und in allen Zusammenhängen auf die Strukturen des Körpers eingehen und dabei energetisch genau eingestimmt sind, kommt es immer wieder vor, dass dies noch nicht ausreicht, damit die gewünschte Heilung im vollen Umfang in Gang kommt. Das ist gerade bei tiefsitzenden oder chronischen Symptomen oftmals der Fall.

Damit auch in solchen Fällen Heilung geschieht, ist meist ein Stück aktive Bewusstseinsarbeit der betreffenden Klientinnen und Klienten erforderlich. Indem wir sie unterstützen, das betreffende Symptom und seine Hintergründe zu erforschen, gewinnen sie ein neues, meistens überraschendes Verständnis, und das Symptom wird zugänglich für Heilung und Integration.

Dafür stehen uns verschiedene Vorgehensweisen zur Verfügung. Eine der wirkungsvollsten davon ist der sogenannte therapeutische Dialog mit einem Symptom, den ich nun beispielhaft vorstellen werde.

Durch unsere eingestimmte Berührung und gezielte Fragen ermöglichen wir es, dass die betreffende Person auf einer tieferen Bewusstseinsebene Zugang zum jeweiligen Symptom gewinnt. Ist ein solcher Kontakt einmal hergestellt, kann die Person ihre Stimme dem Symptom sozusagen „leihen“. Wir können dann ganz direkt mit dem Symptom sprechen. Die meisten Symptome sprechen gern und natürlich wissen sie alles über sich. Durch gezielte Fragen können wir zum Beispiel herausfinden,

- wie lange das Symptom schon da ist,
- was in der Zeit im Leben der betreffenden Person geschehen ist, als es entstanden ist,
- was seine Aufgabe oder seine positive Absicht ist,
- wie es dem Symptom mit der Person, in dessen Körper es ist, geht,
- was es braucht, damit es sich verändern oder auflösen kann.

Ein ganz wichtiger Schritt ist, die positive Absicht eines Symptoms herauszufinden. Das größte Problem liegt nämlich darin, dass die meisten Menschen ihre Symptome ablehnen und sie nur loswerden möchten. Das ist zwar verständlich; diese Einstellung steht jedoch der Heilung und Integration entgegen.

Oft bewirken Symptome etwas ganz anderes als das, was eigentlich ihre positive Absicht ist. Sie wollen uns jedoch stets in irgendeiner Form helfen. So möchten sie uns oft vor etwas schützen oder etwas für uns bekommen, zum Beispiel Aufmerksamkeit oder Fürsorge. In anderen Fällen möchten sie unausgedrückte Gefühle symbolisch ausdrücken oder einen inneren Konflikt manifestieren und ihn deutlich bemerkbar machen. Oder sie wollen einfach, dass Veränderung in unserem Leben geschieht.

Ein weiterer wichtiger Schritt ist dann, die positive Absicht des Symptoms zu würdigen – auch ganz explizit verbal im therapeutischen Dialog. Oft ist das die Voraussetzung dafür, dass die Symptome überhaupt erst für Transformation und Heilung zugänglich werden. Die Symptome sind dann meist völlig überrascht und tief berührt, wenn jemand ihre positive Absicht anerkennt und ihnen für ihre meist jahre- oder sogar jahrzehntelange Arbeit dankt. Sie können sich dann entspannen, werden kooperativ und sind vielfach zum ersten Mal überhaupt in der Lage, sich der Vorstellung zu öffnen, dass noch andere Seins-Möglichkeiten existieren. Versuchen wir, Symptome zum Verschwinden zu bringen, ohne dass sie verstanden wurden, kommen sie oftmals in irgendeiner anderen Form wieder, manchmal sogar auf eine schwerwiegendere Art und Weise als zuvor.

Natürlich können sich viele Symptome auch ohne therapeutischen Dialog in stiller Craniosacral-Arbeit lösen. Hier laufen das Verstehen, Würdigen und Transformieren auf einer nichtbewussten und non-verbalen Ebene ab: In tiefer Entspannung geschehen Verarbeitung und Integration sowohl auf vegetativer als auch auf zentral-nervöser bzw. mentaler Ebene zum Beispiel in Form von Traumbildern. Darüber habe ich bereits gesprochen. In manchen Fällen reicht das aber nicht aus.

Oftmals besteht ein Konflikt zwischen dem Symptom und der betreffenden Person. Als Therapeuten nehmen wir dann eine moderierende und vermittelnde Position ein, damit eine Lösung gefunden wird, die alle zufriedenstellt.

Ein therapeutischer Dialog mit einem Symptom ist für viele eine erstaunliche Entdeckungsreise, auf der sie die Botschaften des Körpers verstehen lernen und selbstständig Lösungen für innere Konflikte finden. Er stärkt ihren Sinn für Eigenverantwortung und bringt sie in Verbindung mit ihrer eigenen Kraft und Kreativität. Auch bei der Arbeit mit dem therapeutischen

Dialog gehen wir Craniosacral-Therapeuten davon aus, dass alle Menschen alle für ihre Heilung erforderliche Weisheit und somit alle Antworten und Lösungen für ihre Probleme bereits in sich tragen.

Finden wir durch den Dialog mit dem Symptom noch nicht alle erforderlichen Lösungen, besteht die Möglichkeit, unsere Klienten zu bitten, direkt mit einer Quelle höherer Weisheit in sich Kontakt aufzunehmen. Das hilft, um in schwierigen oder ausweglos scheinenden Situationen Klarheit hineinzubringen und Lösungen zu finden. Eine solche Quelle kann sich zum Beispiel als innerer Heiler, höheres Selbst, inneres Licht oder innere Weisheit melden.

Auch dieser Kontakt gelingt mit Hilfe von bestimmten Anleitungen und Kunstgriffen meistens problemlos. Es ist berührend, mitzuerleben, wie Klienten ganz bewusst mit der Weisheit in ihrem eigenen Inneren in Kontakt kommen und damit auch in ihre eigene Kraft.

Dr. Upledger spricht in diesem Zusammenhang übrigens meistens vom Dialog mit dem inneren Arzt. Allerdings habe ich in fast 30 Jahren noch kein einziges Mal erlebt, dass sich eine Instanz höherer Weisheit und Klarheit in Form eines inneren Arztes oder einer inneren Ärztin gemeldet hat. Das Wort „Arzt“ scheint hierzulande nicht mit höherer Weisheit und Klarheit assoziiert zu sein. Fairerweise muss ich dazu sagen, dass sich auf die gleiche Fragestellung auch noch nie ein innerer Heilpraktiker oder etwa ein innerer Psychologe gezeigt hat.

Nun möchte ich die Vorgehensweise des therapeutischen Dialogs anhand eines kleinen Fallbeispiels veranschaulichen.

Fallbeispiel

Philipp, wie ich nun nennen werde, ist mittleren Alters und war schon zu einigen Craniosacral-Sitzungen bei mir, unter anderem wegen wiederkehrender Spannungen und Krämpfe in der linken Bauchseite, die sich besonders bei Stress im Beruf zeigten. Durch gründliche strukturelle und energetische Arbeit hatten sich diese und auch andere Beschwerden deutlich gebessert. Die Krämpfe in seinem linken Bauchbereich kamen nun seltener und leichter vor.

Vor Kurzem kam er in meine Praxis und war etwas müde wegen enormer Arbeitsbelastung. Er arbeitet in einer Ausbildungsstätte für zukünftige Behördenmitarbeiter. Um angesammelte Überstunden abzuarbeiten, sollte er weniger Unterrichtsstunden leisten. Weil jedoch ein Vorgesetzter ausgefallen war, wurden einige Aufgaben an ihn übertragen. Das bedeutete, dass er trotz des Überstundenabbaus mehr arbeiten musste als sonst.

Zunächst lud ich ihn ein, in seinen Körper hineinzuspüren. Außer der Müdigkeit meldete sich bald wieder der linke Bauchbereich in Form von Spannungen und leichten Krämpfen. Zugleich nahm er diesen Bereich als dunkel wahr. Ich bat ihn nun, mit diesen Empfindungen aufmerksam präsent zu sein.

Meistens verändern sich die Empfindungen in unserem Körper bereits, wenn wir nur einfach freundlich und aufmerksam mit ihnen da sind. Manchmal lösen sich Spannungen oder sogar Schmerzen allein dadurch ganz auf. Oder es zeigen sich tiefere Schichten, wie es dann bei Philipp der Fall war:

Nach einer Weile sagte Philipp, dass dieser Bereich nun weiß geworden sei mit einem dunklen Loch. Da sich dies nicht weiter veränderte, bat ich Philipp, sich nun auf die Behandlungsliege zu legen. Nach einer kleinen Berührung an anderen Körperregionen, durch die ein eingestimmter heilender Raum und eine vertiefte Verbindung mit seinen Selbst-

heilungskräften entstand, legte ich meine Hände an die linke Seite seines Bauchs. Nach einer Weile sagte Philipp, dass sich diese Stelle nun zu einer dünnen Scheibe verdichtet habe, die mehrere Zentimeter breit sei. Ich lud ihn dazu ein, weiter aufmerksam mit dieser Stelle da zu sein, und unterstützte den Prozess mit meinen Händen und mit meiner eingestimmten Berührung. Nun sagte Philipp, dass sich die Scheibe in eine „Erbse" gewandelt hätte, die weiter in der Tiefe des Körpers liege und die auch ich deutlich wahrnehmen konnte. Ich hatte den Eindruck, dass wir jetzt Zugang zum Kern des Geschehens gewinnen. Ich stellte Philipp einige Fragen, die ihm halfen, dieses Phänomen weiter zu erforschen und auf einer vertieften Bewusstseinsebene eine stabile Verbindung damit zu gewinnen. Durch dieses angeleitete Erforschen konnte er herausfinden, dass die erbsengroße Kugel eine glatte Oberfläche hatte und in seiner Wahrnehmung hart wie Metall war. Außerdem erschien sie ihm als hellgrau, leicht und kühl und ging mit einem leicht verwesenden Geruch einher. Jetzt war die Verbindung zu diesem Phänomen umfassend, stabil und tiefgründig genug, sodass ich einen therapeutischen Dialog beginnen konnte. Ich fragte Philipp, ob er bereit sei, der „Erbse" seine Stimme zu leihen, was er gern bejahte.

Zunächst stellte ich mich der „Erbse" vor und fragte sie, wie sie von mir genannt werden wollte. Sie wollte als „Kugel" angesprochen werden. „Wie geht es dir denn, Kugel?", war meine nächste Frage. „Ich bin wütend", antwortete sie. Auf meine Frage, was sie denn so wütend mache, kam zunächst keine Antwort. „Bist du auf Philipp wütend oder auf andere?" – „Sowohl als auch", antwortete die Kugel. Dann fragte ich die Kugel, wie lange sie denn schon an dieser Stelle sei. „Schon länger", war die Antwort. Auf meine Frage, wie alt denn Philipp etwa gewesen sei, als sie entstand, antwortete die Kugel schließlich, das müsse gewesen sein, als Philipp in der siebten oder achten Klasse gewesen war. „Was ist da geschehen?" – „Philipp war Klassensprecher und die Klasse sollte an einem Freitag nach Schulschluss das Klassenzimmer streichen. Aber fast alle anderen sind abgehauen, und weil er sich als Klassensprecher dafür verantwortlich gefühlt hat, dass es gemacht wird, musste er es fast allein machen." Da die Parallelen zur heutigen Situation so auffällig waren, entfuhr mir spontan die Bemerkung: „Oh, das hört sich ja ganz ähnlich an wie Philipps Arbeitssituation heute." Die Kugel stimmte zu und fügte hinzu: „Ich will, dass sich jetzt endlich wirklich etwas ändert."

Ich bekundete meine Wertschätzung für ihre Bemühungen und fragte die Kugel: „Wenn du es dir ganz frei aussuchen könntest, wärst du dann immer noch in der Form dieser Metallkugel oder wie würde dein Leben aussehen?" – „Dann würde ich mich am liebsten in kleinste Lichtpartikel auflösen und im ganzen Körper verteilen", erwiderte sie. Nun fragte ich: „Was muss denn geschehen, damit das möglich wird? Gibt es etwas, was Philipp dafür verändern müsste? Und wenn ja, was?" Auch auf diese Frage kam schnell eine spontane Antwort: „Er müsste es sich einfacher machen – so leicht, wie es sich die anderen immer machen." Ich bedankte mich bei der Kugel für ihre klaren Antworten und sagte ihr, dass ich nun zu Philipp gehen würde, um mit ihm zu sprechen, und dass ich dann wieder zu ihr zurückkehren würde.

Meine Stimmlage änderte sich spontan, als ich mich nun Philipp zuwandte. „Philipp, du hast ja gehört, was die Kugel alles gesagt hat. Wie geht es denn dir damit?" Philipp nahm einen tiefen Atemzug und sagte: „Sie hat recht. Ich würde es mir gern leichter machen, aber die Arbeit muss eben getan werden." Philipp hat wirklich ein sehr ausgeprägtes Verantwortungs- und Pflichtgefühl. Ich würdigte ausdrücklich diese gute Charaktereigenschaft. „Wie könntest du es dir trotzdem leichter machen?", fragte ich ihn daraufhin. Nach kurzem Innehalten erwiderte er: „Ganz wichtig ist, dass ich mir jeden Tag auch bei großer Arbeitsbelastung mindestens zwei Stunden Zeit ganz für mich selbst nehme – hauptsächlich, um Sport zu machen." Da ich schon viele Male die Erfahrung gemacht hatte, dass Symptome verbindliche Zusagen brauchen, um sich verändern zu können, fragte ich ihn jetzt, ob er sich das fest versprechen wollte. „Ja!", war seine spontane Antwort und es klang aufrichtig und überzeugend. Nun sagte ich Philipp, dass ich mich wieder der Kugel zuwenden wolle und anschließend wieder zu ihm zurückkehren werde.

Inzwischen hatte sich der Bereich zwischen meinen Händen, wo die Kugel war, deutlich ausgedehnt und fühlte sich viel freier an. Als ich die Kugel fragte, wie es ihr inzwischen gehe, sagte sie: „Viel besser. Ich habe mich schon teilweise aufgelöst." – „Das freut mich", sagte ich. „Und was brauchst du noch, um dich ganz auflösen zu können?" Die Kugel meinte: „Ich glaube Philipps Versprechen. Aber das reicht noch nicht. Er muss auch mal einfach Nein sagen, wenn ihm Aufgaben angetragen werden." Erneut bedankte ich mich bei der Kugel für ihre klare Antwort und wandte mich wieder Philipp zu und fragte ihn, ob er dazu bereit sei, in solchen Situationen auch mal Nein zu sagen. Es kam ein überraschend deutliches „Ja." Dabei nahm Philipp einen tiefen Atemzug und atmete vor allem in die linke Seite seines Bauchs, als ob er sich von dort die Kraft holen würde, um in solchen Situationen wirklich Nein sagen zu können. Nun bat ich Philipp, sich in der Vorstellung in eine Situation zu begeben, in der er Nein hätte sagen sollen, und diesmal mit der Kraft in seinem Bauch Nein zu sagen. Nachdem dies gelungen war, lud ich ihn ein, sich eine mögliche zukünftige Situation vorzustellen, in der ihm zusätzliche Arbeiten angetragen werden, und auch in dieser Situation einfach Nein zu sagen. Auch das gelang erstaunlich gut und Philipp fühlte sich richtig gut dabei.

Schließlich wandte ich mich ein letztes Mal der ehemaligen Kugel zu. Mittlerweile fühlte sich der ganze linke Bauchbereich unter meinen Händen entspannt, weit, lebendig und ausgeglichen an. Die ehemalige Kugel sagte, sie habe sich nun ganz aufgelöst und es ginge ihr wunderbar. Ich bedankte mich noch einmal herzlich bei ihr und sagte ihr, dass es schön für mich gewesen sei, mit ihr zu sprechen. Zum Abschied wünschte ich ihr noch ein schönes Leben in dieser ausgedehnten Form.

Zu meiner Überraschung sagte nun Philipp, dass sich jetzt eine seltsame, leicht schmerzende Empfindung noch weiter außen, ganz am linken Rand des Bauchs melden würde. Als ich daraufhin mit meinen Händen dorthin wechselte und diesem Bereich meine eingestimmte

Aufmerksamkeit schenkte, bemerkte Philipp, es fühle sich so an wie ein schon lange bestehender Krampf, der sich langsam löst. Bald darauf fühlte sich auch dieser Bereich angenehm und fließend an.

Nun blieb noch ein wenig Zeit für stille Craniosacral-Arbeit, damit sich die erreichten Veränderungen stabilisieren und tiefer integrieren konnten, auch in anderen Körperbereichen, die mit der linken Seite seines Bauchs in Beziehung standen.

Am Ende dieser Sitzung sagte Philipp, dass sich nun die linke Seites seines Bauchs wunderbar anfühle. Er sehe sie nun voller Blumen, die auf einer Wiese wachsen.

Seitdem sind die Spannungen und Krämpfe in Philipps linker Bauchseite nicht mehr wiedergekommen. Und Philipp ist auf dem Weg, sich wirklich die nötige Zeit für sich zu nehmen und auch mal Nein zu sagen, wenn es sein muss.

Dies ist ein Beispiel für einen einfachen therapeutischen Dialog mit einem vergleichsweise harmlosen Symptom. Auch bei weitaus schwerwiegenderen Symptomen im Körper, bei denen es für die Betreffenden etwas anzuschauen und zu verstehen gilt, hat sich der therapeutische Dialog im Rahmen von Craniosacral-Behandlungen vielfach bewährt.

Auf diese Art und Weise hautnah an psychosomatischem Geschehen und dessen Heilung teilzuhaben, ist für uns Craniosacral-Therapeutinnen und -Therapeuten natürlich zutiefst berührend und erfüllend.

Es gibt auch andere psychotherapeutische oder körperpsychotherapeutische Verfahren, bei denen ähnlich vorgegangen wird. Der oftmals entscheidende Unterschied ist unsere eingestimmte Berührung. Sie hilft den Klienten, wirklich in Kontakt mit dem betreffenden Symptom und den in ihm gehaltenen Energien und Informationen zu sein, und sie hilft, dass die Antworten tatsächlich von dort kommen – und nicht etwa vom Kopf oder vom logischen Denken, das uns hier nicht weiterhilft. Umgekehrt hilft die eingestimmte Berührung auch uns Therapeuten und Therapeutinnen. Wir erhalten auf diese Weise ständig Rückmeldungen; insbesondere darüber, ob und wann sich an der betreffenden Stelle etwas verändert oder löst.

Craniosacral-Arbeit und Trauma-Integration

Traumatische Belastungen sind die Ursache von zahlreichen Störungen und Krankheiten im Körper. Diese können sich nur in dem Maß lösen, wie erfolgreiche Trauma-Integration geschehen ist.

Ein Trauma ist jede Erfahrung, welche die normalen Bewältigungsmechanismen eines Menschen überfordert und überwältigt. Es ist etwas, was uns in unserem Kern erschüttert hat.

Craniosacral-Therapie setzt am innersten Kern des menschlichen Systems an. Durch unsere Nähe zum Zentralnervensystem und unsere sanfte, zuhörende und mitgehende Grundhaltung, die zum Anvertrauen und Loslassen einlädt, gewinnen wir durch Craniosacral-Therapie leichter als bei anderen Therapieverfahren Zugang zu traumatischen Belastungen, die im Körper gehalten sind.

Daher ist es für Craniosacral-Therapeutinnen und -Therapeuten von immenser Bedeutung, ein gutes Verständnis von Schock, Trauma und Traumatisierung zu haben und über Fertigkeiten zu verfügen, sicher und kompetent damit umzugehen. Gerade das von Dr. Peter Levine vermittelte Verständnis zu diesen Themen haben sich sehr viele Craniosacral-Praktizierende angeeignet und lassen es mit in ihre therapeutische Arbeit einfließen.

Peter Levine ist ein amerikanischer Biophysiker und Psychologe, der grundlegende und bahnbrechende Arbeit auf dem Gebiet der Traumaforschung geleistet hat. Durch die genaue Beobachtung von Tieren in freier Wildbahn erlangte er eine Menge Erkenntnisse. Auch wenn diese Tiere oft gefährlichen und lebensbedrohlichen Situationen ausgesetzt sind, zeigen sie keinerlei Zeichen von Traumatisierung. Das kommt daher, dass sie zum Beispiel in der Lage sind, die in einem Schockzustand eingefrorene Ladung durch unwillkürliches Schütteln oder Zittern zu entladen oder sie auf eine andere Art und Weise zu prozessieren und zu integrieren.

Die gleichen Selbstheilungsmechanismen existieren grundsätzlich auch beim Menschen, denn unser Nervensystem ist sehr ähnlich organisiert wie das von Säugetieren. Beim Menschen kommen sie jedoch aufgrund unserer übermächtig ausgeprägten Großhirnrinde, in der auch all die Konditionierungen gesellschaftlichen und familiären Ursprungs sitzen und mit der wir Menschen all unsere instinktiven Programme kontrollieren und unterbinden können, meistens nicht zur Entfaltung. Auch unsere ganze Lebensweise, die uns von natürlichen und instinkthaften Verhaltensweisen entfremdet hat, spielt hier eine große Rolle. In diesem Zusammenhang ist es interessant, dass nicht zivilisierte Naturvölker viel weniger empfindlich gegenüber Traumatisierung sind. Dagegen werden im Zoo lebende Tiere ähnlich leicht traumatisiert wie Menschen in modernen Zivilisationen.

Auch in diesem Zusammenhang ist daher ein wichtiges Behandlungsziel, den innewohnenden Selbstheilungsmechanismen zu ihrer Entfaltung zu verhelfen und sichere Wege zu finden, wie sich traumatische Belastungen entladen, transformieren und integrieren können.

Seine Beobachtungen führten Dr. Levine zur Erkenntnis, dass das Trauma nicht im auslösenden Ereignis liegt, sondern im Nervensystem und im Gewebe des Körpers. Ein Trauma ist demzufolge eine stecken gebliebene, natürliche biologische Reaktion, die nicht vervollständigt werden konnte. Zum Zeitpunkt eines überwältigenden Ereignisses ist zum Beispiel ein Schockzustand, der mit Starre, Abgeschnitten- und Weggetreten-Sein einhergeht, eine sinnvolle Überlebensreaktion. Kann dieser Zustand sich jedoch nicht entladen und regulieren, bleibt er zumindest teilweise weiter bestehen, obwohl er dem Lebendig-Sein entgegensteht und viel Leid verursacht.

Aus dieser Erkenntnis ergibt sich, dass für die Heilung und Integration eines Traumas weder die kognitive noch die emotionale Bearbeitung entscheidend sind, sondern dass es darum geht, Wege zu finden, wie sich traumatische Belastungen auf einer ganz körperlichen Ebene aus den Zellen und aus dem Nervensystem lösen können. Ist dies geschehen, geschieht daraufhin die emotionale und kognitive Verarbeitung eines traumatischen Erlebnisses von selbst oder sie braucht nur relativ wenig therapeutische Unterstützung. Dagegen habe ich schon einige Male erlebt, dass Klientinnen und Klienten auch nach Dutzenden von gesprächstherapeutischen Sitzungen genauso in ihrer Traumatisierung gefangen waren wie zuvor, selbst wenn sie dadurch einige wertvolle mentale Einsichten gewonnen hatten.

Ein entscheidender Zugang für die Traumatherapie ist daher das Gewahrwerden von Körperempfindungen. Alle Körperempfindungen laufen auf ihrem Weg zum Großhirn durch das Stammhirn. Bei Menschen wie bei Tieren werden die automatischen Überlebensstrategien wie zum Beispiel die Kampf- oder Fluchtreaktion oder eben die Schockreaktion vom Stammhirn gesteuert. Da gerade bei einem Schockzustand das Bewusstsein eines Menschen von seinem Körper abgetrennt ist – man spricht hier auch von Dissoziation –, ist schon rein physiologisch keine Trauma-Integration ohne das Gewahrwerden von Körperempfindungen möglich.

Durch unsere genaue Wahrnehmung, unsere eingestimmte Präsenz sowie durch maßgeschneiderte sprachliche Anleitungen ermöglichen wir es unseren Klienten, auf gefahrlose Art und Weise mit den Empfindungen im Körper Kontakt aufzunehmen und Wege zu finden, wie stecken gebliebene Energien im Nervensystem und im Körper vervollständigt und integriert werden können. Eine wirkungsvolle Form der Entladung von traumatischen Energien ist zum Beispiel das Zittern.

Für viele Menschen, besonders bei mittelschwerer und schwerer Traumatisierung, ist jedoch die Kontaktaufnahme mit Körperempfindungen, die von stecken gebliebenen Energien traumatischen Ursprungs herrühren, erst einmal bedrohlich, und auch natürliche Selbstheilungsreaktionen wie das Zittern würden Angst auslösen. Dann braucht es erst stabilisierende Maßnahmen, die mitunter einige Zeit in Anspruch nehmen können.

Vor allem aber müssen zunächst Ressourcen ausfindig gemacht und gestärkt werden. Ressourcen sind all das, was uns hilft, uns im Leben allgemein oder in bestimmten Situationen sicher und kompetent zu fühlen. Mithilfe gezielter sprachlicher Anleitung ist es in der Regel problemlos möglich, die erforderlichen Ressourcen aufzubauen und körperlich spürbar werden zu lassen. Manchmal braucht auch das etwas Zeit. Wichtig sind dabei manchmal besonders solche Ressourcen, die zum Zeitpunkt eines traumatischen Ereignisses nicht zur Verfügung standen und in der betreffenden Situation hilfreich gewesen wären.

Sind dann genügend sichere Ressourcen verfügbar, kann von dort aus auf unbedrohliche Art und Weise der Kontakt mit Körperempfindungen, die von stecken gebliebenen traumatischen Energien stammen, gelingen und die im Körper festgehaltenen traumatischen Energien können sich entladen, vervollständigen und integrieren.

Dieser Prozess kann manchmal zusammen mit eingestimmter craniosacraler Berührung geschehen. Oftmals ist es jedoch dabei nicht hilfreich, gleichzeitig mit den Händen zu berühren.

Auch bei dieser Vorgehensweise sind wir nicht die Macher, die alles in Ordnung bringen. Wir ermöglichen nur, dass in den

Klienten selbst und aus ihnen heraus Heilung und Integration geschehen. Auch hier ist es die in jedem Menschen innewohnende Weisheit, die letztlich die Heilung bewirkt.

Das auslösende Ereignis muss bei dieser Vorgehensweise oftmals gar nicht angesprochen oder kontaktiert werden, damit sich die Traumatisierung lösen und das Trauma integriert werden kann. Die Bezugnahme auf das auslösende Ereignis kann allenfalls als Hilfsmittel dienen, um einen genauen Zugang zu den im Körper gehaltenen traumatischen Belastungen zu gewinnen.

Das von Peter Levine vermittelte Verständnis und unsere therapeutische Vorgehensweise zur Trauma-Integration näher zu beschreiben, würde den Rahmen dieses Einführungsbüchleins sprengen. An dieser Stelle möchte ich auf die Ausführungen in meinem Lehrbuch „Craniosacrale Heilkunst" verweisen und auf die umfangreiche Fachliteratur, die zu diesem Thema zur Verfügung steht, insbesondere auf das Buch „*Sprache ohne Worte*" von Peter Levine.

Das Zusammenwirken von struktureller, energetischer und prozessbegleitender Arbeit

Craniosacral-Therapie verbindet genaue strukturelle Körpertherapie, fein eingestimmte Energiearbeit und das sprachliche Begleiten von inneren Prozessen und ermöglicht so tiefes Heilwerden auf allen Ebenen. Um dies zu veranschaulichen, möchte ich nun eine kleine Fallgeschichte aus meiner Praxis erzählen.

Fallbeispiel

Vor einigen Jahren kam ein sehr interessanter Patient in meine Praxis. Ich nenne ihn nun Gerd. Gerd war ein Ingenieur mittleren Alters und hatte vor etwa einem Jahr einen Bandscheibenvorfall zwischen dem 5. Lendenwirbel und dem Kreuzbein gehabt.

Etwa zehn Tage, bevor er zu mir in die Praxis kam, flammten die Schmerzen im unteren Rücken wieder auf. Kurz darauf meldeten sich intensive Herzschmerzen und auch große Verdauungsprobleme. Damit ging er zu seinem Hausarzt. Dieser überwies ihn nach kurzer Untersuchung ins Krankenhaus wegen Verdachts auf einen Herzinfarkt. Dieser lag aber nicht vor. Das Einzige, was im Krankenhaus nach mehreren Tagen mit vielen eingehenden Untersuchungen gefunden werden konnte, war eine einmalige kleine Herzarrhythmie im Langzeit-EKG. Daraufhin wollten die Ärzte bei ihm eine Untersuchung mit dem Herzkatheter vornehmen. Gerd weigerte sich jedoch, auch noch die Herzkatheter-Untersuchung über sich ergehen zu lassen. Er beantragte seine Entlassung aus dem Krankenhaus und musste dabei noch unterschreiben, dass er das Risiko für seinen eventuellen Tod übernimmt.

Wie Sie sich sicher vorstellen können, war er mit den Nerven ziemlich am Ende. Zwei Tage nach seiner Krankenhausentlassung kam er dann in meine Praxis.

Abgesehen davon, dass er dringend Entspannung und Integration für sein Nervensystem brauchte, lauschte ich natürlich auch, ob und was mir sein Körper hinsichtlich seiner massiven Symptome zu sagen hatte.

Ganz auffällig waren die große Spannung und die Kompression am Übergang der Lendenwirbelsäule zum Kreuzbein. Das war wenig überraschend. Genauso auffällig waren die Spannung und die Kompression am Nacken-Kopf-Übergang. Dieser Bereich steht in wechselseitiger Beziehung zum Übergang der Lendenwirbelsäule zum Kreuzbein. Spannungsmuster an diesen beiden Stellen spiegeln sich oft gegenseitig. Vor allem beeindruckte mich aber eine Spannung auf der rechten Seite der Schädelbasis im Bereich des rechten Foramen jugulare.

Das Foramen jugulare steht in enger funktioneller Beziehung zum Nacken-Kopf-Übergang. Durch diese, etwa ein Zentimeter breite Öffnung führt die Drosselvene fast das gesamte venöse Blut aus dem Schädel-

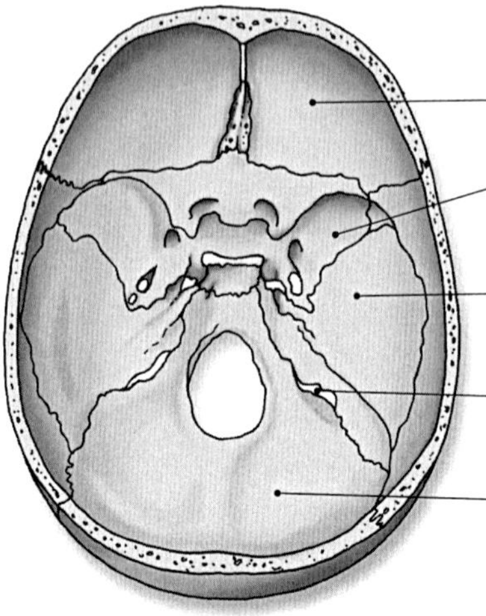

14: Blick von oben auf die Schädelbasis, einschließlich Foramen jugulare

inneren ab. Außerdem treten hier mehrere wichtige Nerven aus, darunter der Nervus vagus, der unter anderem auch das Herz und die Verdauungsorgane versorgt.

Könnte es sein, dass seine Herzschmerzen und Verdauungsprobleme mit einer Einengung des Nervs an dieser Stelle zu tun haben? Behutsam lauschte ich dem Gewebe und stimmte mich so ein, dass sich das Gewebe meinen Händen anvertrauen und entspannen konnte. Bald spürte ich, dass nun auch die Knochen und Membranen in diesem Bereich bereit waren, sich auszudehnen, was ich mit einem ganz sanften Zug in bestimmte Richtungen unterstützte.

Gerds Entspannung wurde noch tiefer, und ich spürte, wie der ganze Bereich, der sich zuvor eng, festgehalten und kalt anfühlte, von einer wohligen Wärme durchströmt wurde. Ein Gefühl von Fließen breitete sich im ganzen Körper aus. Ich spürte, dass sich dabei auch die Verdauungsorgane entspannten, was ich durch das leise Gluckern einer regelmäßigen Darmperistaltik sogar hören konnte.

Nach dieser ersten Behandlung waren die Verdauungsbeschwerden bereits vollständig verschwunden, die Herzschmerzen waren deutlich schwächer und auch die Schmerzen im unteren Rücken waren ein wenig leichter.

Nach der zweiten Sitzung, die ähnlich verlief, waren auch die Herzschmerzen fast verschwunden.

In der dritten Sitzung konnte sich sein Nervensystem noch weiter entspannen und regulieren. Auch die Herzschmerzen waren nun ganz verschwunden und die Schmerzen im unteren Rücken waren nur noch ganz leicht.

In der vierten Sitzung wollte Gerd wissen, was ihm diese Symptome eigentlich sagen wollten, was der Sinn dieser heftigen Episode sei und was er daraus lernen könne.

Bei vielen anderen Patienten und Patientinnen können sich die Symptome erst lösen, nachdem sie verstanden worden sind; bei Gerd hatten sie sich schon weitgehend in den vorangegangenen Behandlungen in Stille und in Entspannung gelöst. Daher wusste ich seine Offenheit besonders zu schätzen.

Durch die vorangegangenen stillen Behandlungen war bereits so viel Vertrauen entstanden, dass ich einen therapeutischen Dialog wagen konnte. Ich initiierte einen Dialog mit seinem inneren Heiler, der sich auf sehr eindrückliche Art und Weise zeigte. Er sagte mit großer Bestimmtheit, dass all die Symptome mit dem Stress in der Firma, für die Gerd arbeitete, zu tun haben. Es würde überhaupt seiner inneren Natur entgegenlaufen, für diese Firma zu arbeiten. Um ihm das zu verdeutlichen, hätten sich diese Symptome gezeigt. Er solle diese Arbeitsstelle kündigen und sich selbstständig machen. Nach diesen sehr intensiven Aussagen seines inneren Heilers, die Gerd gut annehmen konnte, fühlte er sich hell, kraftvoll und klar, jedoch auch ziemlich aufgewühlt. Die verbleibenden zwanzig Minuten dieser Sitzung nutzten wir für stille integrative Craniosacral-Arbeit.

Als Gerd zur fünften und letzten Sitzung kam, war auch sein Rücken schmerzfrei. Die vorgenommene große Umstellung seiner Arbeitssituation fühlte sich für ihn richtig an, machte ihm aber auch Angst. Ich fragte ihn, welche inneren Qualitäten denn vonnöten seien, um diesen Umbruch erfolgreich anzugehen. Er nannte das Ruhen in seiner Mitte, Selbstvertrauen und Mut. Mithilfe von sprachlichen Werkzeugen, die wir öfter im Rahmen von craniosacral-therapeutischer Arbeit anwenden, konnte ich es ihm ermöglichen, dass er diese Qualitäten deutlich und konkret in seinem Körper spüren konnte. Daraufhin wurden sie mithilfe von sprachlicher Begleitung und Spürübungen vertieft, stabilisiert und verfügbar gemacht, sodass sie ihm in seinem Leben und vor allem bei der großen beruflichen Umstellung tatsächlich zur Verfügung stehen. Für diese Schritte benötigten wir insgesamt etwa eine halbe Stunde. Die restliche Zeit dieser fünften Sitzung wurde für stille Craniosacral-Behandlung genutzt, die der Vertiefung und Integration des gesamten Heilungsprozesses diente.

Ich habe noch mitbekommen, dass Gerd kurz darauf tatsächlich seine Arbeitsstelle gekündigt und sich als Ingenieur selbstständig gemacht hat, was nach kurzen Anfangsschwierigkeiten auch gut und erfolgreich lief. Die körperlichen Beschwerden sind in dieser Zeit nicht wieder zurückgekehrt. Dann habe ich ihn aus den Augen verloren.

Ich habe diese kleine Fallgeschichte einerseits ausgewählt, um zu veranschaulichen, wie bei unserer Arbeit strukturelles Vorgehen, Energiearbeit und Prozessbegleitung zusammenwirken und ineinandergreifen. Darüber hinaus zeigt diese Geschichte auf einfache Art und Weise, wie Symptome im Körper strukturell zusammenhängen. In vielen Fällen ist dies weitaus komplexer als bei den wirklich einfachen und offensichtlichen Verknüpfungen in Gerds Körper.

In der heutigen hochspezialisierten Medizin sehen die Ärzte oftmals nur noch Details, aber nicht mehr das Ganze. Selbst für solch einfache Zusammenhänge wie bei Gerd sind sie häufig blind, weil sie vor lauter Bäumen den Wald nicht mehr sehen. Noch fremder sind ihnen Wege, heilend auf solche Zusammenhänge eingehen zu können.

Der Kardiologe sah nur noch das Herz, ein Orthopäde hätte nur die Rückenproblematik untersucht, ein Internist hätte nur erforscht, was mit den Verdauungsorganen los ist, und wieder andere Spezialisten hätten sich ausschließlich der Psyche gewidmet. Wie soll so Heilung geschehen?

Stellen wir uns einmal vor, Gerd hätte der Herzkatheteruntersuchung zugestimmt. Wahrscheinlich wäre nichts weiter gefunden worden. Vielleicht wäre er dann bei weiteren Fachärzten zur genauen Abklärung seiner anderen Beschwerden oder, wenn all das zu nichts geführt hätte, vielleicht irgendwann in einer psychosomatischen Klinik gelandet.

Abgesehen davon, was dies an unnötigem menschlichem Leid und an Verschwendung von Energie und kostbarer Lebenszeit bedeutet hätte: Welch immense Kosten wären dadurch entstanden?!

Die größte Kostenersparnis bewirken wir Craniosacral-Therapeuten jedoch nicht durch die erfolgreiche ganzheitliche Behandlung von Symptomen und Krankheiten, sondern durch Prävention. Durch unsere Arbeit ermöglichen wir all den vielen kleinen Spannungen und Ungleichgewichten, die wir alle in unseren Körpern tragen und die sich allenfalls als kleine Befindlichkeitsstörungen äußern, sich auszugleichen und sich zu lösen. Auf diese Weise kommen viele Symptome oder Krankheiten, die sich sonst gebildet hätten, erst gar nicht zustande.

Ich schätze, dass nur in meiner eigenen kleinen Praxis dem Gesundheitswesen insgesamt jedes Jahr mehrere Hunderttausend Euro erspart bleiben. Dies ist wirklich eine sehr vorsichtige Schätzung, und ich muss dazu sagen, dass meine Praxistätigkeit wirklich nur nebenherläuft; meine Seminartätigkeit nimmt den weitaus größeren Teil meiner Zeit und Energie in Anspruch. Die Kostenersparnis für die Allgemeinheit wird daher bei anderen, die ihre Craniosacral-Praxis als Vollzeittätigkeit führen, wesentlich größer sein.

Ich möchte in meinen allgemeinen Betrachtungen sogar noch ein Stück weitergehen: Wäre es nicht fabelhaft, wenn unsere Arbeit einen ganz anderen Platz in unserem Gesundheitswesen hätte?

Meine Ausführungen sollen nicht zur Annahme verleiten, dass ich gegenüber der Schulmedizin ablehnend oder gar feindselig eingestellt sei. Die Schulmedizin ist mit ihren heutigen Möglichkeiten in vielen Fällen zur genauen diagnostischen Abklärung und vor allem als Notfallmedizin einfach fantastisch. Es ist ein großer Segen, dass es sie gibt, und wir haben allen Grund, dafür sehr dankbar zu sein.

Aber oftmals ermöglicht sie keine Heilung und schon gar kein echtes Heilwerden. Das können dagegen Craniosacral-Therapie und natürlich auch andere Methoden in sehr vielen Fällen bieten.

Wenn Schulmediziner relativ offen und großzügig sind, lassen sie solche alternative Heilmethoden als „Komplementärmedizin" gelten; das heißt, dass ganzheitliche Heilmethoden die normale Medizin ergänzen können und dürfen.

Könnte es nicht vielleicht genau umgekehrt sein? Dass unsere Arbeit und die Arbeit derjenigen, die andere ganzheitliche Heilmethoden praktizieren, als die eigentliche Heilkunde gilt und dass in all den Situationen, in denen etwas anderes erforderlich ist, die Schulmedizin komplementär, das heißt ergänzend, zum Zuge kommt?

Oder dass sich ganzheitliche Heilmethoden und die Schulmedizin gegenseitig gleichberechtigt ergänzen und zu einer neuen integrativen Medizin vervollständigen?

Für beide von mir in den Raum gestellten Optionen ist es natürlich unerlässlich, dass wir unsere Grenzen gut kennen; dass wir wissen, wann wir unsere Patientinnen und Patienten zu Schulmedizinern schicken sollten; zum Beispiel, um etwas mit den hervorragenden Möglichkeiten, die dafür heute zur Verfügung stehen, eindeutig diagnostisch abklären zu lassen oder in Situationen, in denen eventuell stark wirkende Medikamente oder sogar chirurgische Eingriffe erforderlich sein könnten.

3 Craniosacral-Therapie und Osteopathie

Sind Craniosacral-Therapie und Osteopathie das Gleiche? Und wenn nicht, wie hängen sie miteinander zusammen? Und was unterscheidet sie? Das sind Fragen, die sich viele Außenstehende stellen und die sie manchmal verwirren. Deshalb möchte ich in diesem Kapitel ausführlich dazu schreiben.

Wir Craniosacral-Therapeutinnen und -Therapeuten fühlen uns in Respekt, tiefer Dankbarkeit und großer Übereinstimmung mit dem Gründungsgeist und den Gründungsvätern der Osteopathie verbunden. Und die Grundprinzipien der Osteopathie sind auch unsere tief verinnerlichten Grundprinzipien. Dabei denke ich zum Beispiel daran, dass

- wir den Körper stets als eine zusammenhängende Einheit betrachten,
- wir uns stets mit der inneren Weisheit und der immensen Selbstheilungsfähigkeit des Körpers verbinden und
- wir stets die enge Wechselwirkung von Funktion und Struktur beherzigen und bestrebt sind, verbesserte Funktionen für den Körper zu erreichen, indem wir seinen Strukturen zu mehr Raum, Gleichgewicht und Beweglichkeit verhelfen.

Auch in ihrer Geschichte hängt die Craniosacral-Therapie eng mit der Osteopathie zusammen. So wurzelt die Craniosacral-Therapie in der Osteopathie und zugleich haben sie auch gemeinsame Ursprünge, vor allem durch das Werk von Emanuel Swedenborg. Was Swedenborg fand, hat nämlich weder etwas mit der Osteopathie, die es ja damals noch nicht gab, noch mit irgendeinem anderen therapeutischen Ansatz etwas zu tun. Dennoch bauen sowohl die Osteopathie als auch die craniosacrale Heilmethode auf den Erkenntnissen von Swedenborg und dem Geist, aus dem diese entstanden sind, auf.

Die Craniosacral-Therapie hat jedoch auch ganz andere Wurzeln, die nichts mit der Osteopathie zu tun haben.

Schon in den späten 70er- und frühen 80er-Jahren des letzten Jahrhunderts, als durch Dr. John Upledger die Grundlagen für die Craniosacral-Therapie als eigenständige Methode gelegt worden sind, war sie als Mittel zur Integration von Körper, Geist und Emotionen angelegt. Verbal begleitete Prozessarbeit war von Anfang an ein wesentlicher und unverzichtbarer Aspekt der Craniosacral-Therapie. Sie ist eindeutig auch aus dem Hintergrund der humanistischen Psychologie und vor allem der Körperpsychotherapien hervorgegangen. Gerade in den 60er- und 70er-Jahren gab es im Bereich der Körperpsychotherapie viele bedeutsame Entwicklungen. In diesem Feld ist die Craniosacral-Therapie entstanden und kann aufgrund dessen auch als körperpsychotherapeutische Methode verstanden werden.

Als Pionier und „Großvater" der Körperpsychotherapien darf der Arzt, Psychiater, Forscher und Soziologe Wilhelm Reich (1897–1957) angesehen werden.

Im Feld der Körperpsychotherapien gab es zwar manch seltsame Auswüchse und auch einige Irrwege, aber es ist auch vieles wirklich Wertvolles und Nützliches gewachsen. So ist selbst die trauma-integrative Arbeit von Peter Levine, die für viele von uns ganz selbstverständlich integraler Teil ihrer craniosacral-therapeutischen Tätigkeit ist, eindeutig auch aus diesem Hintergrund und diesem Feld entstanden – nämlich als Antwort auf körperpsychotherapeutische Verfahren, die allzu sehr auf emotionale Katharsis ausgerichtet waren. Ich spreche bewusst von einem Feld und Hintergrund und nicht von einer Tradition, weil die Körperpsychotherapie eben keine feste Traditionslinie ist, sondern eher wie ein weit und locker gefasstes und doch miteinander verbundenes Feld.

Auch wenn sich gerade in diesem wichtigen Teilbereich craniosacraler Heilarbeit seitdem vieles weiterentwickelt hat, bleibt der Aspekt verbaler Prozessbegleitung ein wichtiger und wesentlicher Unterschied zur Osteopathie, denn dieser Bereich fehlt bei der Osteopathie komplett.

Ein weiterer wichtiger Unterschied ist, dass die meisten Osteopathen mit ihren Händen aktiver und strukturorientierter arbeiten, wohingegen die meisten Craniosacral-Therapeuten meditativer eingestimmt mit den Kräften, die der Organisation des Gewebes zugrunde liegen, kommunizieren.

Es gibt aber auch etliche Osteopathinnen und Ostheopathen, die ähnlich fein eingestimmt arbeiten wie wir, und umgekehrt gibt es einige Craniosacral-Therapeutinnen und -Therapeuten, die wesentlich aktiver und handfester vorgehen, als ich es in diesem Buch beschrieben habe. Auch die Craniosacral-Therapie ist nämlich keine ganz einheitliche Methode. Auch wenn ich in diesem Büchlein ihre wichtigsten Strömungen zusammengeführt habe, werden nicht alle Craniosacral-Praktizierenden mit allen meinen Ausführungen völlig übereinstimmen, denn es gibt auch innerhalb der craniosacralen Methode gewisse Unterschiede hinsichtlich des Verständnisses, der Ausrichtung und des Stils des Vorgehens.

Die größere Strukturorientiertheit der Osteopathie kommt auch darin zum Ausdruck, dass in einer fünfjährigen Osteopathie-

Ausbildung mit insgesamt 1350 Ausbildungsstunden etwa 1600 Griffpositionen und Techniken gelehrt werden, während es bei uns gerade mal etwa 300 sind. Dafür wird in Craniosacral-Ausbildungen viel mehr Wert auf das Erlernen von genau eingestimmter Energiearbeit und von Fertigkeiten in verbaler Prozessbegleitung gelegt.

Auch die meisten Craniosacral-Therapeutinnen und -Therapeuten kommen insgesamt locker auf 1350 Ausbildungsstunden oder mehr. Im Gegensatz zur Osteopathie werden diese Stunden jedoch selten bei einer einzigen Schule absolviert. Die meisten Craniosacral-Therapeutinnen und -Therapeuten genießen eine etwa dreijährige Grundausbildung, die etwa zwei Drittel der genannten Stundenzahl ausmacht, und belegen dann weiterführende Kurse, auch an anderen Schulen.

Im Übrigen ist weder der Begriff „Osteopathie" noch der Begriff „Craniosacral-Therapie" rechtlich geschützt. Daher benutzen auch einige Therapeutinnen und Therapeuten, die erst ein paar Wochenendkurse belegt haben, diese Begriffe für ihre Arbeit. Bei Praktizierenden mit verbandsanerkannten Abschlüssen ist aber jeweils ein gründlicher Ausbildungsstandard gewährleistet.

Den Osteopathinnen und Osteopathen stehen also viel mehr Grifftechniken für aktive und detaillierte strukturelle Arbeit am Körper zur Verfügung, vor allem im Bereich des Muskel-Skelett-Systems. Dafür haben wir Craniosacral-Therapeutinnen und -Therapeuten anderes zu bieten, was oftmals tiefere Heilungsprozesse ermöglicht.

Daher werden manche Menschen mit ihren Anliegen und Symptomen besser bei osteopathischen Therapeutinnen und Therapeuten aufgehoben sein, während andere Menschen eher durch craniosacrale Behandlungen das finden, was sie brauchen.

Durch ihre aktivere und in erster Linie strukturelle Vorgehensweise liegt die Osteopathie viel näher an den noch allgemeingültigen gesellschaftlichen Paradigmen. Das ist sicher ein

Hauptgrund, warum sie in den letzten 15 bis 20 Jahren deutlich mehr Anerkennung erfahren hat.

Die größere Strukturorientierung der Osteopathie spiegelt sich auch darin wider, dass sie schon viel früher in effizienten Verbänden organisiert war, während sich für die vergleichsweise feinstoffliche und freifließende Craniosacral-Therapie erst in den letzten fünf bis zehn Jahren allmählich wirkungsvolle Verbandsstrukturen heranbilden konnten.

Nun möchte ich noch ein paar Missverständnisse klären: Immer wieder wird behauptet, die Craniosacral-Therapie würde sich ausschließlich mit dem Craniosacral-System selbst beschäftigen, also mit Kopf, Kreuzbein und der Wirbelsäule, einschließlich den im Wirbelkanal befindlichen Strukturen. Deshalb sei sie keine vollständige Therapiemethode. Ein solcher Unsinn wird leider manchmal auch von osteopathischen Kreisen verbreitet.

Zwar ist unsere Arbeit in diesem Bereich am spezifischsten, aber wir beziehen selbstverständlich alle Gewebe am ganzen Körper mit ein, insbesondere die Welt der inneren Organe und auch das gesamte Muskel-Skelett-System.

Umgekehrt wäre es genauso unsinnig zu behaupten, die Osteopathie würde sich nur mit Knochen und Gelenken beschäftigen, weil ihr Name nur darauf hinweist.

Dagegen ist die *craniosacrale Osteopathie* ein Teilbereich der Osteopathie und beschäftigt sich tatsächlich nur mit dem Craniosacral-System. Leider nennen manche Craniosacral-Therapeutinnen und -Therapeuten ihre Arbeit „craniosacrale Osteopathie", weil inzwischen Osteopathie für mehr Menschen ein bekannter Begriff ist als Craniosacral-Therapie. Außerdem erhoffen sie sich, durch diese Bezeichnung mehr Anerkennung zu finden. Eigentlich entwerten sie jedoch mit diesem Begriff ihre eigene Arbeit, denn craniosacrale Osteopathie ist, wie gesagt, nur ein Teilbereich der Osteopathie und nichts Ganzes.

Wenn wir schon bei den Worten sind: Viele Außenstehende denken an etwas Sakrales, an etwas Heiliges, wenn sie das Wort „Craniosacral“ hören. Auch wenn das Wort „sacral“ in „craniosacral“ von *Os sacrum* (lateinisch für „Kreuzbein“) kommt, liegen sie damit auf eine Weise richtig, denn tatsächlich spannt craniosacrale Heilarbeit ja einen Bogen vom Anatomischen und Strukturellen bis hin zu heiligen, ehrfurchtsgebietenden Räumen. Daher bin ich mit dieser Bezeichnung für unsere Arbeit durchaus glücklich, auch wenn hier eigentlich Missverständnisse vorliegen und der Name „Craniosacral“ im Grunde nur auf das physiologische System hinweist, auf das wir uns primär beziehen.

Das Kreuzbein hatte übrigens ursprünglich einen griechischen Namen mit dem Beiwort *hieros*. Das altgriechische Wort *hieros* bedeutet sowohl „groß“, „weit“ und „geräumig“ als auch „heilig“. Bei der Übersetzung ins Lateinische wurde mit *Os sacrum* die Bedeutung von „heilig“ gewählt. Dabei war im Griechischen sicherlich die andere Bedeutung von *hieros* gemeint gewesen, denn das Kreuzbein ist ja im Vergleich zu den anderen Knochen der Wirbelsäule groß, weit und geräumig.

Und noch ein weiterer Aspekt: Sowohl Sutherland als auch Still sagten in ihren späten Lebensjahren auf ähnliche Art und Weise, dass einige der größten zukünftigen Entwicklungen der Osteopathie im spirituellen Bereich liegen würden.

Dem ist zumindest die Hauptströmung der Osteopathie nicht gerecht geworden, ganz im Gegenteil: Die spirituellen Aspekte wurden meist ignoriert oder sogar bewusst unter den Teppich gekehrt.

Dagegen nimmt der spirituelle Aspekt in craniosacraler Heilarbeit einen wichtigen Platz ein.

Schließlich noch ein letzter Aspekt: Warum sollte der Ursprungsgeist der Osteopathie im 21. Jahrhundert nicht völlig andere

Früchte tragen, als es sich Still und Sutherland zu ihrer Zeit vorstellen konnten? Und ist es nicht völlig natürlich, dass in unsere heutige craniosacrale Heilarbeit auch andere wesentliche, nichtosteopathische Konzepte und therapeutische Elemente hineinfließen, die es zur Zeit von Still und Sutherland noch nicht gab?

Schließlich befinden sich auch die Menschen heute in einem anderen Zustand als damals. Daher haben sich auch die Behandlungsbedürfnisse geändert: Zu Lebzeiten von Still und Sutherland waren die Menschen aufgrund der Lebensumstände noch viel mehr im Körper verankert und es gab viel mehr Beschwerdebilder aufgrund von harter körperlicher Arbeit und von Unfällen als heute. Zu Stills Zeiten waren sogar schwere Infektionskrankheiten das Schwerpunktthema im Gesundheitswesen.

Heute sind die Menschen allgemein empfindlicher, anfälliger und weniger im Gleichgewicht als damals. Vom Nervensystem ausgehende Krankheitsbilder sind häufiger geworden. Daher bedarf es im Zeitalter der Reiz- und Informationsüberflutung eines noch sanfteren Ansatzes mit besonders viel Unterstützung für das Nervensystem. Und niemals waren Heilung und Wandlung in den geistigen und emotionalen Bereichen und das Einbeziehen der Arbeit mit diesen Aspekten dringender vonnöten als heute.

Die Craniosacral-Therapie, die ja auch aus dem Ursprungsgeist der Osteopathie entstanden ist, ist also unter Einbeziehung anderer Aspekte eine wichtige und zeitgemäße Weiterentwicklung eben dieses Ursprungsgeistes.

Zusammenfassend kann man sagen, dass Craniosacral-Therapie und Osteopathie sehr nah miteinander verwandt sind. Sie haben bedeutsame Unterschiede und ähneln sich doch in vielem.

Beide haben eine ganz wichtige Rolle in einem Gesundheitssystem der Zukunft verdient. Sie können dabei einander ergänzende Funktionen einnehmen.

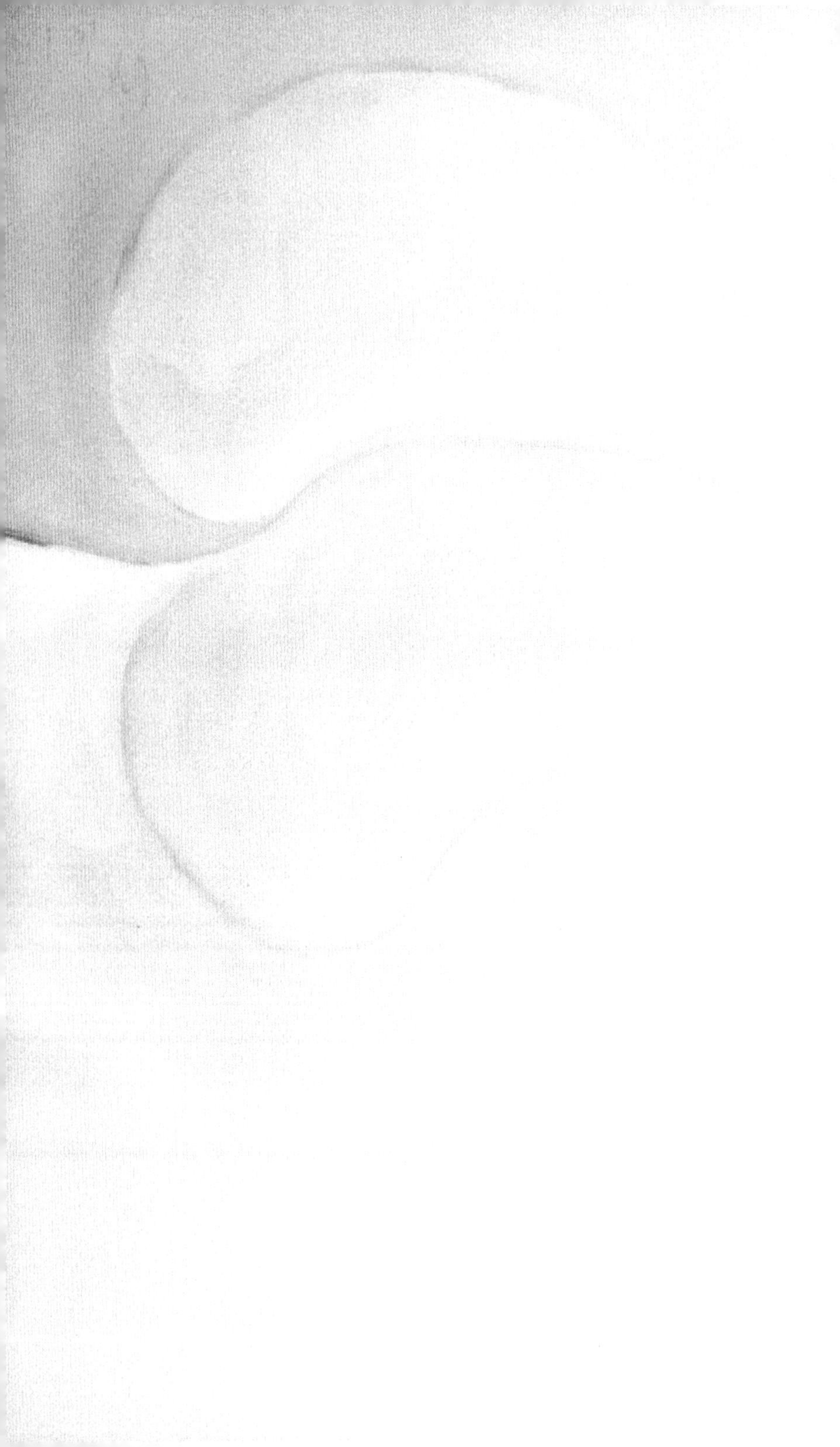

4

Craniosacral-Therapie mit Säuglingen und Kindern

Die Arbeit mit Säuglingen und Kleinkindern ist sicherlich einer der lohnendsten und herausforderndsten Bereiche craniosacral-therapeutischer Arbeit. Hier sind oftmals innerhalb von kurzer Zeit wirklich beeindruckende Veränderungen möglich. Wenn uns der Zugang gelingt, öffnet sich das Gewebe bei den ganz Kleinen besonders schnell und Spannungen lösen sich im Nu.

Bei der Arbeit mit Säuglingen und Kleinkindern sind wir noch sanfter und feiner als bei der Arbeit mit Erwachsenen. Die große Herausforderung ist, einen guten Zugang zu gewinnen. Das ist manchmal gerade bei sehr unruhigen Säuglingen und Kleinkindern nicht einfach und erfordert große Flexibilität von uns Therapeutinnen und Therapeuten.

Gerade bei der Arbeit mit den ganz Kleinen wird der Unterschied zu osteopathischer Arbeit deutlich. Außer auf die strukturelle Ebene gehen wir bei unserer Arbeit auch auf die energetische Ebene ein. Vor allem aber schauen wir, wie auch auf der emotionalen Ebene Heilung geschehen kann, und begleiten die sich zeigende Dynamik auch verbal. Dabei unterstützen wir zugleich das Bindungsgefüge in der jeweiligen Familie.

Die meisten Belastungen bei Babys – auch diejenigen, die sehr körperlich bedingt scheinen – haben mit Erfahrungen vor, während oder nach ihrer Geburt zu tun. Diese Belastungen betreffen niemals nur das Baby, sondern meist die ganze Familie, insbesondere die Mutter. Wir haben daher stets das ganze Feld im Auge und schauen, wie gute und sichere Bindungen, insbesondere zwischen Mutter und Kind, gestärkt bzw. wiederhergestellt werden können.

In aller Regel lassen wir uns am Anfang einer Sitzung von den Eltern bzw. der Mutter erzählen, wie die Schwangerschaft und die Geburt verlaufen sind. Wie immer achten wir auch hierbei darauf, dass nichts zu schnell und zu viel wird.

Während die Eltern erzählen, schließen wir die ganze Zeit das Kind mit in unsere Wahrnehmung ein. Auch wenn Babys unsere Worte nicht verstehen können, bekommen sie energetisch alles mit und spüren genau, worüber gerade gesprochen wird. Babys sind wirklich hochsensitive Wesen. Oftmals reagieren sie auf Erzählungen von Schwangerschaft oder Geburt mit Lautäußerungen, mit Arm- oder Beinbewegungen oder mit starkem mimischem Ausdruck. Manchmal geben sie durch ihre Reaktionen sogar sehr präzise Hinweise darauf, was geschehen ist; zum Beispiel zeigen sie manchmal mit den Händen auf Bereiche des Kopfes, die beim Geburtsprozess besonders gelitten haben.

Wir lassen das Kind unser Mitgefühl spüren und bekunden, dass wir es wahrnehmen. Indem wir zum Beispiel zum Säugling sagen: „Oh, das muss ganz schwierig für dich gewesen sein“, begleiten und spiegeln wir nicht nur den Säugling, sondern fördern zugleich auch die Empathie der Eltern.

Gerade bei sehr unruhigen Kindern kann eine kurze Behandlung der Eltern bzw. der Mutter ein sehr wertvolles Hilfsmittel sein, um Zugang zu gewinnen. Wenn nämlich der Säugling sieht, wie gut eine kleine Behandlung seiner Mama oder seinem Papa tut, ist er leichter bereit für eine Behandlung.

Außerdem reguliert sich das Nervensystem des Kindes bereits allein dadurch, dass sich das Nervensystem der Eltern reguliert.

Nicht zuletzt brauchen viele Eltern und besonders die Mütter auch für sich selbst Unterstützung, manchmal sogar noch dringender als das Kind. Durch unsere kurze Behandlung schenken wir den Eltern nicht nur die oftmals ersehnte Entspannung und Erholung, sondern ermöglichen ihnen auch, mehr bei sich zu sein. Das befähigt sie wiederum dazu, leichter mitfühlend mit ihrem Kind da zu sein.

Dies ist von entscheidender Bedeutung für den Heilungsprozess. Unser menschliches Nervensystem, insbesondere das vegetative Nervensystem, ist nämlich co-regulierend angelegt. Das heißt, unser Nervensystem kann sich am besten im sicheren Kontakt mit anderen Menschen regulieren. Sich selbst zu regulieren kann es nur in der sicheren Verbindung mit den wichtigsten Bezugspersonen erlernen. Besonders in der frühen Kindheit ist das wesentlich für die Entwicklung und Reifung des Nervensystems. Je entspannter die Eltern sind und je mehr sie bei sich sind, desto besser kann sich beim Säugling der gehaltene Stress lösen und integrieren.

Damit ein entspannter und mitfühlender Kontakt mit ihrem Kind möglich wird, ist es manchmal erforderlich, die Mutter zu unterstützen, zuerst einmal annehmend und mitfühlend mit sich selbst zu sein. Viele Mütter haben nämlich Schuldgefühle, wenn es ihren Kindern offensichtlich nicht gut geht. Solche Schuldgefühle sind nicht hilfreich für den Heilungsprozess. Um sie loslassen zu können, hilft es ihnen manchmal, sich zu vergegenwärtigen, dass sie immer so gut gehandelt haben, wie sie es zum jeweiligen Zeitpunkt wussten und konnten. Ich habe jedenfalls noch keine Mutter getroffen, bei der das nicht so gewesen ist.

Trotz aller Möglichkeiten und Maßnahmen kann es mitunter schwierig sein, einen wirklich guten Zugang zu gewinnen. Dann sieht es so aus, als sei bei einer ersten Sitzung kaum etwas Bedeutungsvolles geschehen. Das kann für alle Beteiligten frustrierend sein. Doch bei einer weiteren Sitzung stellt sich dann oft heraus, wie wertvoll gerade solche scheinbar wenig erfolgreichen Behandlungen als Vorbereitung gewesen sind für das, was sich nun zeigt und möglich wird.

Gerade bei der therapeutischen Arbeit mit den ganz neuen Erdenbewohnern zeigt sich, wie wesentlich das Zusammenspiel von struktureller und energetischer Arbeit einerseits und begleitender und bindungsfördernder Arbeit andererseits ist. Arbeiten wir nur begleitend, kommen wir nicht weiter, wenn beim Säugling an bestimmten Stellen im Körper Spannungsmuster festsitzen und es dafür spezifische manuelle Unterstützung braucht. Umgekehrt können sich oftmals Dinge im Körper und besonders im Nervensystem erst dann lösen und ausgleichen, wenn wir auch begleitend und bindungsstärkend arbeiten.

Haben wir diese beiden Grundaspekte zur Verfügung, können wir sie so einsetzen, wie es gerade gebraucht wird. So wird viel Heilung möglich, oftmals auf sehr tiefer Ebene.

Nun möchte ich auch für die Arbeit mit Babys ein kleines Fallbeispiel erzählen. Diesmal war nicht ich selbst der behandelnde Therapeut, sondern meine Frau Constanze, die ebenfalls als Heilpraktikerin und Craniosacral-Therapeutin arbeitet.

Die Sitzung, die ich nun schildern werde, hat sie erst vor Kurzem mit einem erst vier Wochen jungen Säugling und seiner Mutter erlebt. Dieses Kind hat einen besonders schönen Vornamen und in diesem Fall fühlt es sich für mich nicht richtig an, ihm hier einen anderen Namen zu geben. Um die Anonymität zu wahren, werde ich im Folgenden einfach nur von „Mutter“ und „Baby“ sprechen.

Fallbeispiel

Nach einer anfänglichen vertrauensbildenden Kontaktaufnahme erzählt die Mutter Constanze, dass sich ihr Kleiner oft überstreckt und viele Blähungen habe. Außerdem habe er Soor im Mund (weißer juckender Belag durch Pilzinfektion), was ihm möglicherweise auch Schmerzen bereitet. Insgesamt wirke er ziemlich unzufrieden.

Auf Constanzes Nachfrage zum Verlauf der Schwangerschaft berichtet die Mutter, dass die Schwangerschaft durchaus stressbelastet gewesen sei – zunächst wegen Schulproblemen ihrer älteren Kinder; später musste sie selbst wegen frühzeitig einsetzender Wehen wochenlang liegen.

Schließlich kam ihr jüngstes Kind sogar kurz nach dem errechneten Termin zur Welt und es war wie gewünscht eine Hausgeburt. Die Geburt sei jedoch sehr anstrengend gewesen mit langen Presswehen, die kaum Zeit für Verschnaufpausen gelassen hätten – es war so anstrengend, dass sie am Schluss nicht mehr konnte. Dann habe die Hebamme mit dem Finger nach ihm geschaut; erstaunlicherweise folgte der kleine Junge dann dem Finger, als hätte er diese Orientierung gebraucht – und kam daraufhin zur Welt.

Beim Betrachten bemerkt Constanze, dass der Schädel des Kleinen verformt ist. Vor allem sein rechtes Stirn- und Scheitelbein sehen deutlich eingedrückt aus. Beim ersten kurzen behutsamen Tasten fühlt sich das für Constanze an wie ein eingedrückter Flügel, der sich noch nicht entfalten konnte. Kopf und Hals wirken gedrungen; besonders fällt Constanze eine ausgeprägte Falte wie bei einem Doppelkinn auf sowie eine wulstige Falte direkt über der Nasenwurzel. Außerdem wirkt sein Zwerchfell sehr angespannt wie auch sein gesamter Bauch.

Durch sanfte Berührung, die der Kleine gut zulassen kann, entspannt sich dieser Bereich schnell.

Dann wendet sich Constanze dem Nacken-Kopf-Übergang zu, an dem sie ebenfalls erhebliche Spannungen wahrnimmt, besonders an den Condylen des Hinterhauptbeins. Das sind die Gelenkflächen dieses Knochens an seiner Verbindung zu den Gelenkfacetten des ersten Halswirbels. Sie bilden eine wichtige Schlüsselstelle, gerade bei der Behandlung von kleinen Kindern. Bald löst sich auch hier die Spannung; dabei wird der gesamte Halsbereich des Kleinen heiß. Das ist ein Zeichen dafür, dass hier eine Menge festgehalten gewesen ist, was sich jetzt entlädt und löst. Gleichzeitig beginnt der Kleine, mit seinem Hals windende Bewegungen auszuführen, was den gesamten Halsbereich weiter öffnet und entspannt.

Als sich Constanze wenig später dem Kopf und insbesondere dem rechten Stirnbein und Scheitelbein zuwendet, kommt beim Baby viel Schmerz hoch. Es schreit und weint heftig, erlaubt aber weiterhin die Berührung.

Niemals würden wir Craniosacral-Therapeuten eine Berührung aufdrängen, die er oder sie nicht mag, schon gar nicht einem Baby. Schon beim geringsten Anzeichen von Abneigung oder

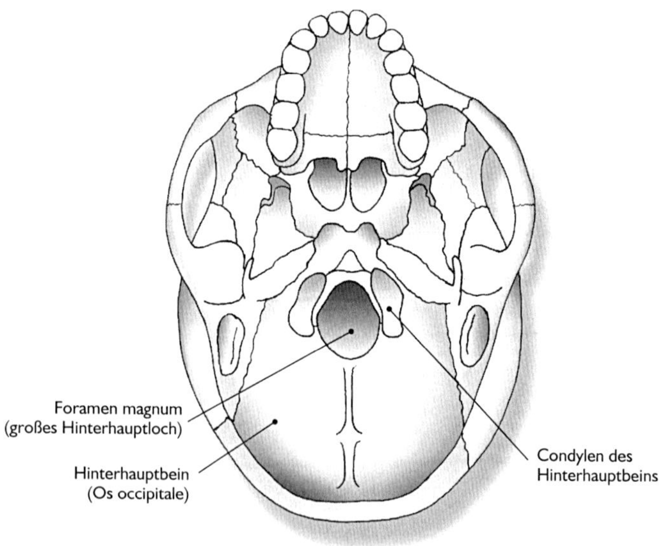

15: Schädelbasis, von unten gesehen

Widerwillen, was sich zum Beispiel in einer Abwehr der Berührung oder einem Wegbewegen äußern könnte, würden wir bei einem Baby sofort die Berührung lösen.

Auch seine Mutter kann das Schreien ihres jüngsten Kindes gut aushalten und ist in der Lage, sehr empathisch mit ihm da zu sein. Sie sagt, er müsse jetzt den ganzen Schmerz und Stress rauslassen.

Wenn Eltern auf eine solche Art und Weise mit dem Schmerz ihrer Kinder mitfühlend präsent bleiben können, ist das natürlich ein ganz wichtiger Faktor dafür, dass Heilung geschehen kann. Niemals setzen wir den Behandlungsprozess bei einem Baby weiter fort, wenn es für die Eltern bzw. in diesem Fall für die Mutter zu viel wird. In einer solchen Situation unterstützen und stärken wir die Mutter, damit sie besser mit dem Schmerz ihres Kindes da sein kann. Wenn das nicht möglich ist oder nicht passend erscheint, unterbrechen wir den Prozess und lassen die Mutter ihr Kind auf eine für sie gewohnte Art und Weise trösten. Hier war aber beides nicht erforderlich.

Beim Kontakt mit den beiden eingedrückten Knochen hat Constanze den Eindruck, dass der Kleine in diesem Bereich während der Geburt viel Druck abbekommen haben muss und wohl festgesteckt sei. Als sie das der Mutter gegenüber äußert, schreit das Baby kurzzeitig noch mehr und beklagt sich bitterlich. Seine Mutter und Constanze begleiten das anerkennend und mitfühlend.

Damit sich etwas integrieren kann, muss es zuerst so anerkannt werden, wie es ist, ohne es zu beschönigen oder zu verharmlosen.

Als das Baby nach einer kleinen Weile etwas ruhiger geworden ist, fällt Constanze auf, dass sich die beiden eingedrückten Knochen nun wieder ausdehnen. Für Constanze fühlt es sich so an, als würde sich ein Flügel entfalten. Schließlich fühlt sich der Kopf für sie rund an und so sieht er auch aus! Selbst die wulstige Falte im Stirnbereich, die während seines Schreiens noch stärker ausgeprägt war, ist nun vollständig verschwunden. Jetzt ist das Baby ganz still geworden.

Wenn wir bei Babys oder Kleinkindern mit Verformungen am Kopf arbeiten, gehen wir nach dem Prinzip des sogenannten „Modellierens“ vor. Dabei sind wir mit der Flüssigkeit in den jeweiligen Knochen eingestimmt und mit der innewohnenden Gesundheit, dem *Atem des Lebens*. Wir bieten einen Raum, in dem sich die Flüssigkeitsmatrix in diesem Knochen wiederherstellen kann. Das ist die Voraussetzung dafür, dass der Knochen wieder seine ursprüngliche Form und Position annehmen kann. Auf dieser Grundlage geben wir dem jeweiligen Knochen mit unseren Händen äußerst sanfte Vorschläge; zum Beispiel bei eingedrückten Knochen, sich in eine bestimmte Richtung auszudehnen, oder bei hervorgewölbten Knochen, nach innen zu gehen und sich auszubreiten. Diese Vorschläge sind fast nur gedacht und gehen nur mit einem minimalen physischen Impuls einher. Auch diese Vorgehensweise basiert auf rezeptivem Zuhören. Von dort aus lassen wir staunend feine Impulse geschehen und gehen genau, von Moment zu Moment improvisierend, auf das ein, was sich uns zeigt.

Zur Integration des intensiven Geschehens berührt nun Constanze sanft die Füße und Beinchen des Kleinen. Schließlich stillt die Mutter ihr Baby. Dabei kuschelt sich der Kleine ganz rund bei seiner Mama an. Das ist genau das Gegenteil der überstreckten Grundhaltung, die er vor der Sitzung hatte. Dabei hält Constanze weiterhin die Füße des Kleinen. Die Mutter äußert, so entspannt habe sie ihr Kind noch nie erlebt. Etwas später sagt sie sogar, dass er nun wie ein ganz anderes Kind sei, so entspannt und auch ganz leicht. Ja, auch das Gewicht seines Körpers fühle sich nun viel leichter an. Zugleich sei der Kleine für sie nun viel mehr fühlbar anwesend – so, als wäre er erst jetzt in seinem Körper und auf der Welt angekommen.

Am Ende der Sitzung will die Mutter gar nicht mehr von dem Stuhl aufstehen, auf dem sie mit ihrem Kind so innig verbunden sitzt. Es herrscht eine Atmosphäre von Seligkeit – wie es kurz nach einer überstandenen Geburt eigentlich sein sollte. Das konnte nun in dieser Sitzung erfolgreich nachgeholt werden. Am Ende dieser Sitzung sind alle entspannt, berührt und sehr beglückt: die Mutter, Constanze und natürlich besonders der Kleine!

Therapie und Prävention

Craniosacral-Behandlungen sind oftmals bei vielen Arten von Beschwerden und Problemen, die bei Säuglingen auftreten, sehr hilfreich. Dazu zählen unter anderem Schädeldeformitäten und Asymmetrien, anhaltendes Schreien oder Speien, Koliken, Schielen, Atem-, Saug- und Schluckstörungen, Schiefhals und das *KISS-Syndrom* (Kopfgelenk-induzierte Symmetriestörung, einhergehend mit Schiefhaltung des Kopfes und anderen Bewegungsauffälligkeiten).

Bereits 1966 fand die amerikanische Osteopathin Dr. Viola Fryman in einer groß angelegten Studie mit 1250 Säuglingen, dass derartige Probleme meistens überwunden wurden, wenn die cranialen Restriktionsmuster durch genaue craniosacral-osteopathische Behandlung gelöst werden konnten.[6]

Vor allem aber möchte ich die präventive Bedeutung der Arbeit mit Säuglingen hervorheben. Beobachtungen – unter anderem von Richard McDonald, einem langjährigen engen Mitarbeiter von Dr. Upledger, der über viele Jahre hinweg alle Neugeborenen in einer Klinik behandelt hatte – legen nahe, dass Babys, die in den ersten Lebenswochen behandelt worden sind, in den darauffolgenden Monaten und Jahren deutlich seltener von Verhaltensstörungen und anderen Problemen betroffen sind als Kinder, die nicht craniosacral behandelt wurden.[7]

Es ist anzunehmen, dass Menschen auch in viel späteren Lebensjahren manche Beschwerden und Probleme erspart bleiben, wenn sie im ganz zarten Alter craniosacrale Behandlungen erhalten haben. Dazu liegen jedoch noch keine Studien vor.

Es ist zwar nie zu spät für craniosacrale Behandlungen, aber Belastungen, die sich im Körper manifestiert haben und die bereits Jahre oder Jahrzehnte bestehen und weitere Kompensationsmuster nach sich ziehen, können sich einfach nicht so schnell und leicht lösen, wie es in den ganz frühen Jahren noch möglich ist.

Craniosacral-Therapie bei älteren Kindern

Natürlich wirkt die craniosacrale Heilmethode auch bei älteren Kindern sehr gut. Zum Beispiel beobachten wir immer wieder gute Erfolge bei ADHS (Aufmerksamkeitsdefizit-/Hyperaktivitätsstörung), Bettnässen, Lernstörungen oder Lernschwächen wie zum Beispiel Lese-Rechtschreib-Schwäche oder Rechenschwäche.

Außerdem verhelfen craniosacrale Behandlungen zu besserer Bewegungskoordination, auch dann, wenn erhebliche Koordinationsstörungen bestehen.

Darüber hinaus helfen craniosacrale Behandlungen dem Nervensystem der Kinder, die alltäglichen Belastungen besser zu bewältigen. Es ist nämlich auffällig, wie viele Kinder heutzutage bereits Stresssymptome wie Kopfschmerzen, Schulter-Nacken-Schmerzen, Verdauungsstörungen oder sogar Schlafstörungen entwickeln, weil sie durch das, was sie im Kindergarten bzw. in der Schule, im sozialen Miteinander oder durch Medienkonsum erleben, überlastet sind.

5
Weitere Anwendungsgebiete

Die oft gestellte Frage nach den Anwendungsgebieten der Craniosacral-Therapie ist verständlich und berechtigt, denn es sind ja die Symptome und Beschwerden, die uns belasten und die in den meisten Fällen der Anlass dafür sind, therapeutische Unterstützung oder heilkundliche Hilfe in Anspruch zu nehmen.

Aus verschiedenen Gründen ist es jedoch tatsächlich gar nicht so einfach, über die Anwendungsgebiete unserer Arbeit zu sprechen.

In der Craniosacral-Therapie behandeln wir nämlich nicht Krankheiten oder Symptome, sondern stets den ganzen Menschen. Craniosacrale Heilarbeit ist in ihrem Wesen gesundheits- und potenzialorientiert.

Daher sind craniosacrale Behandlungen auch dann sinnvoll und hilfreich, wenn keinerlei Beschwerden oder Probleme bestehen. Ein Mehr an Ausgeglichenheit und Fließen im Gewebe ist nämlich immer möglich, ebenso wie mehr innere Harmonie und noch mehr bei sich und im Einklang mit dem Ganzen zu sein.

Der Weg und das letztliche Ziel unserer Arbeit sind, der inneren Gesundheit zu ermöglichen, sich frei zu entfalten und voll auszudrücken. Natürlich gehen wir dabei auch auf all die

Themen, Beschwerden und Probleme ein, die dem entgegenstehen. In unserer Vorgehensweise orientieren wir uns jedoch nicht an den Symptomen und der Diagnose, sondern am Befund – an dem, was der jeweilige Körper uns zeigt. Menschen mit der gleichen medizinischen Diagnose werden in aller Regel völlig unterschiedliche Befunde aufweisen, weil die strukturellen, energetischen und manchmal auch emotionalen Zusammenhänge ganz verschieden gelagert sind. Das erfordert sehr unterschiedliche individuelle Herangehensweisen. Manchmal können bei der gleichen Diagnose Veränderungen an der Symptomatik leicht und schnell erzielt werden und manchmal ist der Heilungsprozess komplexer und langwieriger.

Nicht selten kommt es zum Beispiel vor, dass wir beim Ergründen der strukturellen Zusammenhänge herausfinden, dass die eigentliche Ursache eines Symptoms an einer ganz anderen Stelle im Körper sitzt.

Hauptursache dafür ist die Einheit des Fasziensystems, dessen Behandlung ein wichtiger Aspekt unserer Arbeit ist. Wie schon der Name nahelegt, sind Faszien faszinierend.

Swedenborg und später auch Still haben zwar schon vor langer Zeit auf die immense Bedeutung der Faszien für die Gesundheit hingewiesen. Dennoch wurden die Faszien von der Medizin bis vor Kurzem kaum beachtet. Erst in den letzten 15 Jahren erwacht allmählich echtes medizinisches Interesse an den Faszien.

Faszien sind das Bindegewebe, das uns zusammenhält, und damit das stärkste formgebende Element in unserem Organismus. Die Faszien umhüllen alle Strukturen unseres Körpers. Der kleinste Nerv hat seine eigene Faszienhülle, ebenso wie der größte Knochen; jede Muskelfaser und jedes Muskelbündel ist in eine Faszie eingehüllt. Würde man sämtliche Faszien eines erwachsenen Menschen flach ausbreiten, ergäbe sich eine Fläche, die fast so groß wie ein Fußballplatz ist.

Den Faszien kommt zudem eine entscheidende Bedeutung bei der Versorgung der Zellen mit Sauerstoff, Nährstoffen, Hormonen und Enzymen zu. Verhärtungen und Verklebungen der Faszien führen zu einer Versorgungsbeeinträchtigung.

Faszien haben Rezeptoren für Berührung; auch sehr leichte Berührungen wie bei Craniosacal-Behandlungen aktivieren sie.[8,9]

Der Zustand der Faszien beeinflusst den Tonus der Muskeln, die von ihnen umschlossen werden. Umgekehrt setzen viele Muskeln an Faszien an, sodass der jeweilige Muskeltonus einen großen Einfluss darauf hat, wie fest oder lose die Faszienhüllen in bestimmten Körperregionen gerade sind. Aufgrund dieser engen Zusammenhänge von Muskeln und Faszien spricht man oft auch vom „myofaszialen System".

Faszien haben verschiedene Erscheinungsformen:

- Die oberflächliche (äußere) Faszie ist wie ein Gymnastikanzug unter der Haut, der uns zusammenhält.
- Die Rückenmarkshäute, die ebenfalls zu den Faszien gehören, sind wie ineinander geschichtete Röhren.
- Viele andere Faszien bilden Serien von einzelnen Schichten, die zusammenkommen, sich wieder trennen, um Umhüllungen zu bilden, und dann wieder zusammenkommen ...

Die Faszie verbindet und trennt alles. Sie trennt und verbindet alles. Sie teilt den Körper in einzelne Teilbereiche auf und verbindet Strukturen miteinander. Sie integriert die Bewegungen verschiedener Strukturen und ermöglicht ihnen ihre ganz individuelle Bewegung. Zudem erlauben Faszien die Bewegung natürlicher Rhythmen wie zum Beispiel den Pulsschlag in den Arterien, den Atem oder eben den craniosacralen Rhythmus.

Die gesamte Körperfaszie ist ein einziges zusammenhängendes System, das aus vielen miteinander verwobenen Faszien besteht. Wir können innerhalb des Körpers von irgendeiner Stelle zu fast jeder beliebigen anderen Stelle reisen, ohne das Medium Faszie jemals zu verlassen. Alle Bereiche unseres Organismus sind auf diese Weise durch die Faszien miteinander verbunden. Das bedeutet, dass auch unphysiologische Spannungen durch die Faszien von einem Körperteil auf einen anderen übertragen werden können. Die Einheit des faszialen Systems ist der Schlüssel zum Verständnis dieses manchmal seltsam anmutenden Phänomens der Spannungsweiterleitung.

Doch nun zurück zur Frage nach den Anwendungsgebieten der craniosacralen Methode. Für mich stellt sich dabei eher die Frage, bei was für Zuständen oder Krankheiten sie nicht hilfreich ist. Tatsächlich wirkt sie bei fast allen Zuständen segensreich, wenn sie auch nicht immer als einziger oder primärer Behandlungsansatz sinnvoll ist. Und weil Craniosacral-Arbeit so sanft ist, gibt es nur sehr wenige eindeutige Kontraindikationen – viel weniger als bei anderen manuellen Behandlungsansätzen wie zum Beispiel bei Massage oder auch bei aktiveren, rein strukturellen Osteopathie-Behandlungen.

Oftmals liegt die Grenze, ob bei bestimmten Krankheitsbildern craniosacrale Behandlungen ausgeführt werden können, nicht in der Methode, sondern beim jeweiligen Therapeuten. Zum Beispiel sind nicht alle Craniosacral-Therapeutinnen und Therapeuten dem gewachsen, Menschen mit sehr schweren Krankheiten auf ihrem Weg zu begleiten. Bei anderen Krankheitsbildern bedarf es einiger Erfahrung bzw. zusätzlicher Kompetenzen oder Qualifikationen. Ich denke dabei zum Beispiel an die Arbeit mit Menschen mit schweren Depressionen oder Borderline-Störungen.

Dennoch möchte ich auf ein paar wichtige Anwendungsgebiete hinweisen, bei denen oft gute Fortschritte beobachtet worden sind und bei denen Craniosacral-Therapie als alleiniger oder als Hauptbehandlungsansatz sinnvoll ist.

Nicht zuletzt aus rechtlichen Gründen möchte ich darauf hinweisen, dass in der Benennung dieser nun beispielhaft aufgeführten Anwendungsgebiete selbstverständlich kein Heilversprechen liegt. Eine Verbesserung der aufgeführten Krankheiten und Zustände kann also nicht garantiert werden. Dass ich diese Anwendungsgebiete nenne, beruht auf Erkenntnissen und Erfahrungen von Craniosacral-Therapeuten und -Therapeutinnen innerhalb der hier vorgestellten Therapiemethode selbst. Für etliche dieser Bereiche besteht noch kein ausreichendes Maß an gesicherten wissenschaftlichen Erkenntnissen in Form von evidenzbasierten Studien, die die Wirkung bzw. therapeutische Wirksamkeit zweifelsfrei belegen. Über solche Studien werde ich im nächsten Kapitel schreiben.

Kopfschmerzen

Kopfschmerzen gehören zu den klassischen Anwendungsgebieten. Besonders Spannungs- und Stauungskopfschmerzen sprechen meist gut auf craniosacrale Behandlungen an.

Bei Migräne sind die Behandlungserfolge dagegen nach meiner Erfahrung und Beobachtung unterschiedlich. Manchmal ist eine schnelle und entscheidende Verbesserung der Beschwerden möglich, manchmal ist es ein längerer Prozess. Nicht selten zeigt sich dabei auf dem Weg zur Heilung ein Hintergrund von traumatischen Belastungen, die gelöst und integriert werden möchten.

Fast immer können wir bei Migräne jedoch zumindest eine Abnahme der Häufigkeit und der Schmerzintensität erreichen, einhergehend mit einer allgemein verbesserten Lebensqualität.

Rückenschmerzen

Auch bei Nacken- und Rückenschmerzen verschiedenster Genese beobachten wir meistens deutliche Verbesserungen durch craniosacral-therapeutische Behandlungen.

Stress und seine Folgeerscheinungen

Kaum ein Behandlungsansatz kann so schnell Entspannung herbeiführen und unterstützt so sehr die vegetative Regulation wie Craniosacral-Therapie. Daher kann sie bei allen Arten von Stress hilfreich sein und auch bei den unterschiedlichsten körperlichen Folgezuständen von Stress wie zum Beispiel bei Schlafstörungen, Unruhe- und Erschöpfungszuständen bis hin zum *Burn-out.* Ich habe in meiner Praxis schon mehrmals erlebt, dass Patientinnen und Patienten durch eine Serie von Craniosacral-Sitzungen bei Burn-out-Zuständen ein stationärer Aufenthalt erspart werden konnte.

Ist der ausgebrannte Zustand jedoch so ausgeprägt, dass eine stationäre Behandlung unumgänglich ist, gibt es auch Einrichtungen und Kliniken für Burn-out-Patienten, in denen Craniosacral-Therapie erfolgreich eingesetzt wird.

Ohrprobleme

Auch Probleme, die mit den Ohren zu tun haben, sprechen oftmals gut auf craniosacral-therapeutische Behandlungen an. Ich denke dabei vor allem an Hörsturz, vom Innenohr herrührende Gleichgewichtsstörungen wie bei *Morbus Menière* sowie an *Tinnitus*.

Zu *Tinnitus* (Ohrensausen) muss ich allerdings sagen, dass hierbei die Erfahrungen in meiner Praxis durchwachsen sind. Ich habe erst wenige Fälle erlebt, bei denen der *Tinnitus* vollständig verschwunden ist, und dies waren allesamt Fälle, bei denen die Ohrgeräusche erst seit wenigen Wochen oder Monaten bestanden. Sehr oft kann jedoch erreicht werden, dass die Ohrgeräusche leiser werden und/oder seltener auftreten. Selbst in den relativ wenigen Fällen, bei denen gar keine Verbesserung der Geräuschintensität oder -häufigkeit erzielt werden konnte, ist es fast immer zumindest möglich gewesen, dass die betreffenden Menschen sich besser mit den Ohrgeräuschen entspannen und mit ihnen leben konnten.

Da *Tinnitus* ganz allgemein ein schwer therapierbares Symptom ist, können die eben beschriebenen Erfolge durch Craniosacral-Behandlungen schon als erheblich betrachtet werden.

Kiefergelenksprobleme

Kiefergelenksprobleme wie zum Beispiel Schmerzen beim Kieferöffnen oder beim Kieferschluss oder das weit verbreitete nächtliche Zähneknirschen werden heute oft unter dem Begriff CMD *(Craniomandibuläre Dysfunktion)* zusammengefasst. Auch dafür sind craniosacrale Behandlungen eine sehr spezifische Therapieform. Wie immer ist es auch hierbei wichtig, den ganzen Menschen und Zusammenhänge im ganzen Körper einzubeziehen, um dauerhafte Therapieerfolge zu ermöglichen.

Die heutzutage weit verbreiteten Beißschienen lindern zwar die Folgen einer bereits bestehenden CMD, sind jedoch keine Therapie, welche die Ursachen lösen kann.

Schwangerschaft und Wochenbett

Gern nehmen auch Schwangere Craniosacral-Behandlungen bei Schwangerschaftsbeschwerden und zur Geburtsvorbereitung in Anspruch.

Und nach schwierigen Geburtserfahrungen dienen craniosacrale Behandlungen der Integration und unterstützen Mutter und Baby bei Regulationsstörungen oder Anpassungsschwierigkeiten. Näheres zu diesem Thema habe ich bereits im 4. Kapitel *Craniosacral-Therapie mit Säuglingen und Kindern* geschrieben.

Verstauchungen, Zerrungen, Quetschungen

Auch bei dieser Art von Verletzungen kann durch craniosacraltherapeutische Behandlungen der Heilungsverlauf beschleunigt werden. Je früher nach solchen Verletzungen craniosacrale Behandlungen geschehen, desto besser.

Aber auch bei Verletzungen, die bereits viele Jahre zurückliegen und die Spuren im Körper hinterlassen haben, können Craniosacral-Behandlungen segensreich wirken. Sie ermöglichen oftmals ein tiefes Ausgleichen des Gewebes und des Nervensystems und eine spürbare Erleichterung – selbst wenn den Betreffenden vor der Behandlung die durch diese alten Verletzungen verursachten Einschränkungen gar nicht bewusst gewesen sind.

Immunschwäche und Autoimmunkrankheiten

Auch wenn wir sie nicht direkt angehen können, sprechen oftmals gerade auch Krankheiten, die auf einer Fehlregulation des Immunsystems basieren, gut auf craniosacral-therapeutische Behandlungen an. Dazu zählen Infektanfälligkeit aufgrund eines geschwächten Immunsystems genauso wie Allergien oder Autoimmunkrankheiten.

Das hat hauptsächlich damit zu tun, dass das Immunsystem vor allem über die Hypophyse eng mit dem Hormonsystem verknüpft ist. Die Hypophyse oder Hirnanhangsdrüse ist die oberste

Hormondrüse. Sie sitzt an einer ganz zentralen Stelle auf der Schädelbasis, nämlich im Türkensattel des Keilbeins.

Das Keilbein *(Os sphenoidale)* hat ohnehin eine besondere Bedeutung bei unserer Arbeit, denn es befindet sich an einer ganz zentralen Position im Schädel. Viele wichtige Nerven und andere Strukturen befinden sich in seiner unmittelbaren Nachbarschaft und können bei Fehlstellungen und Bewegungseinschränkungen des Keilbeins in ihrer Funktion beeinträchtigt werden. Bereits Sutherland beschrieb, wie wichtig für die Sekretion der Hypophyse die richtige Stellung und freie Beweglichkeit des Keilbeins ist, die wir durch unsere Arbeit deutlich verbessern können.

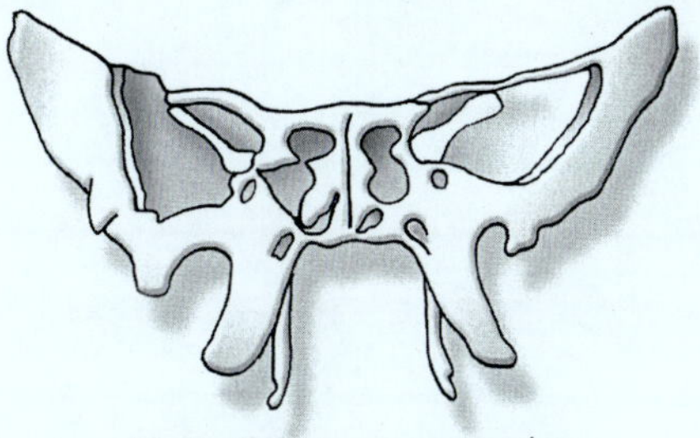

16: Das Keilbein, von vorn gesehen

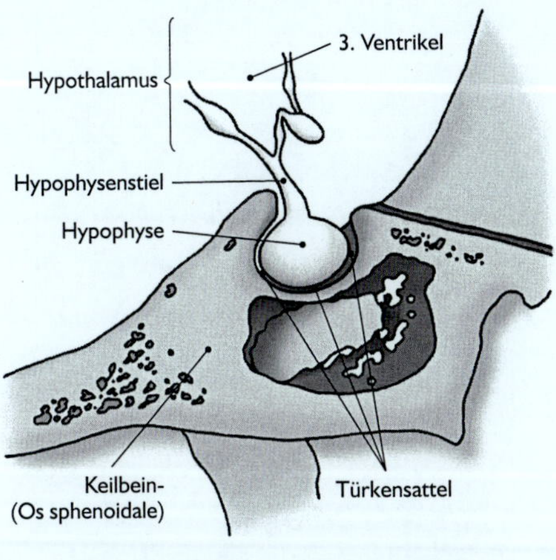

17: Das Keilbein von der Seite (im Schnitt) mit Hypophyse und Hypothalamus

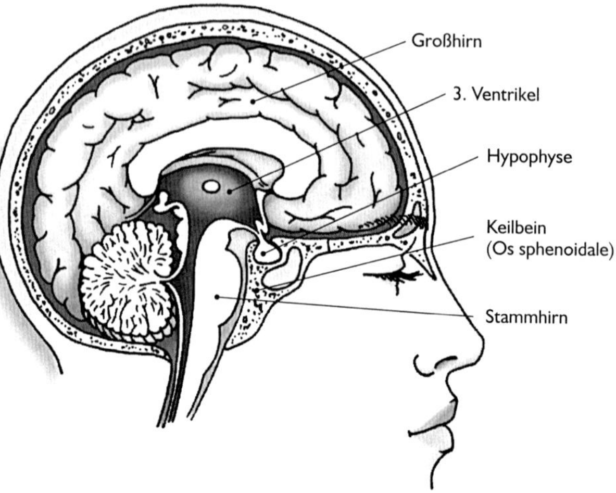

18: Kopf im Schnitt mit Gehirn, Hypophyse etc.

Fallbeispiel

In diesem Zusammenhang fällt mir ein besonders drastischer Fall ein, den ich nie vergessen werde. Lars, wie ich ihn nun nennen werde, war ein junger Mann Ende zwanzig. Er war etwa zwei Meter groß und von schlanker Statur. Als er zum ersten Termin kam, schaffte er es wirklich nur röchelnd und buchstäblich mit allerletzter Kraft, meine Praxis zu erreichen, die sich damals im 2. Stockwerk befand. Er brauchte etliche Minuten, um sich von der enormen Strapaze des Treppenaufstiegs zu erholen. Aber auch dann war er immer noch leichenblass und völlig kraftlos. Was war der Grund? Er litt an einer überaus seltenen Autoimmunkrankheit, bei der sein Körper sein eigenes Blut bzw. das Hämoglobin in seinem Blut zerstörte. Hämoglobin ist der rote Blutfarbstoff, der für die Bindung von Sauerstoff und Kohlendioxid im Körper verantwortlich ist.

Etwa zwei Wochen vor unserem ersten Termin war er in einem bedrohlichen Zustand ins Krankenhaus eingeliefert worden, wo ein HbE-

Wert von 3,6 g/dl ermittelt wurde. Das ist wirklich ein extrem niedriger Wert. Normal sind für Männer Werte zwischen 13,5 und 17,5 g/dl. Durch Transfusionen konnte sich sein Zustand wieder etwas stabilisieren. Nach einigen Untersuchungen wurde als Ursache diese Autoimmunstörung identifiziert, und er sollte mit hohen Cortison-Gaben behandelt werden, um diese gefährliche Autoimmunreaktion zu unterdrücken. Er weigerte sich jedoch rigoros, das Cortison einzunehmen.

Kein Wunder, dass kurz nach seiner Krankenhausentlassung sein HbE-Wert wieder absackte. Am Tag vor seinem ersten Termin mit mir lag er wieder bei knapp über 5g/dl. Natürlich bin auch ich grundsätzlich kein Freund von stark eingreifenden Medikamenten, wann immer es vermeidbar ist. Aber bei allem Vertrauen in die inneren Selbstheilungskräfte erachtete ich es in diesem Fall als sehr leichtsinnig, kein Cortison einzunehmen. Sehr vorsichtig und freundlich schlug ich ihm vor, ob er nicht sicherheitshalber wenigstens eine niedrigere Dosis einnehmen wolle, aber auch darauf wollte er sich partout nicht einlassen. Trotz meiner anderen Sichtweise war ich durchaus beeindruckt von seinem Vertrauen und seiner Entschiedenheit.

Ich sagte ihm, dass ich ihn gern weiter behandeln würde, aber dass ich wirklich nicht versprechen könne, dass sich dadurch irgendetwas an seinem HbE-Wert ändert. Meine erste Sitzung war eine sehr allgemeine Craniosacral-Behandlung, einschließlich behutsamer erster Kontaktaufnahme mit seiner Schädelbasis. Dadurch wollte ich erst einmal mit ihm und seinem ganzen System vertraut werden. Außerdem ging es mir darum, seinem vegetativen Nervensystem, das sich offensichtlich in einem sehr schlechten Zustand befand, einen Raum zum Ausgleichen anzubieten.

Zunächst fühlte sich alles starr und wenig zugänglich an. Nach einer Weile und geduldigem Eingestimmtsein mit dem Atem des Lebens, mit der Gesundheit im Kern seines Wesens, fing die Starre an, sich allmählich zu entspannen und sich zu lockern. Alles taute immer mehr auf und es konnte schon eine ganze Menge guter Selbstregulation geschehen. Es war offensichtlich, dass ihm die Behandlung guttat – aber ob das ausreichte, um seine Blutwerte zu verbessern? Ich hatte wirklich große Zweifel. Er selbst fühlte sich nach der Behandlung ein gutes Stück besser und wollte auf jeden Fall wiederkommen. Auf meinen Vorschlag hin vereinbarten wir einen Termin nur wenige Tage später. In diesem Fall hielt ich kurze Behandlungsintervalle für geboten, um überhaupt vielleicht eine Chance zu haben, dadurch eine Wirkung auf sein drastisches Krankheitsgeschehen zu erreichen. Oder aber um bald zu merken, dass dieser Weg nicht ausreicht und dass wirklich kein Weg um die hochdosierte Cortison-Behandlung herumführt.

Auch beim zweiten Mal war es für ihn noch sehr anstrengend, meinen Praxisraum zu erreichen, aber es erschien mir nicht mehr so extrem wie beim ersten Mal. Auch sonst war er immer noch in einem sehr schlechten Zustand, der aber immerhin nicht mehr katastrophal war. Diesmal war sein System schneller zugänglich und ich konnte mich eingehender seinem Kopf, seinem Gehirn und insbesondere seinem Hypothalamus und seiner Hypophyse zuwenden. Hier schien einiges im Ungleichgewicht zu sein.

Zur Erläuterung: Die Hypophyse wird wesentlich vom Hypothalamus gesteuert. Der Hypothalamus ist eine Gruppe von zwei mal zwölf Nervenkernen, die wie eine dickwandige Tasse den vorderen unteren Aspekt des dritten Ventrikels umgibt. Zur Erinnerung: Die Ventrikel sind die Hohlräume im Gehirn, wo sich der aus dem Blut gefilterte Liquor zunächst sammelt. Der schmale dritte Ventrikel liegt mittig im Zentrum des Hirnschädels.

Jeder der zwölf Kerne des Hypothalamus hat eine andere wichtige Funktion. Gemeinsam ist allen Kernen des Hypothalamus, die zusammen nur etwa 3,8 Gramm wiegen, dass sie das innere Milieu des Körpers steuern – wie zum Beispiel Körpertemperatur oder Appetit.

Dabei erhält der Hypothalamus Informationen über sensorische Eindrücke vom ganzen Körper, von der Großhirnrinde, wo sich auch unsere Gedanken abspielen, sowie vom limbischen

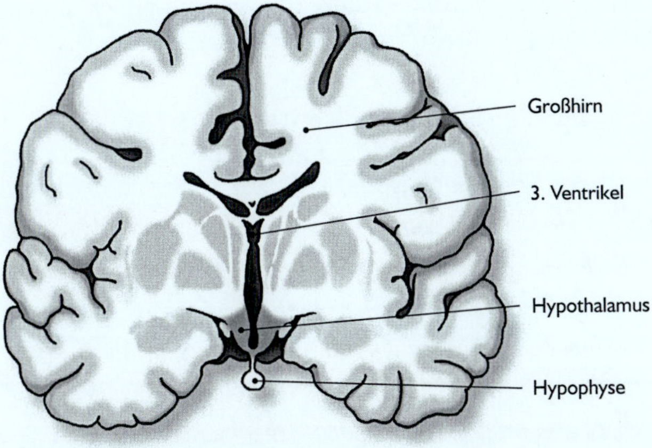

19: Gehirn mit Hypothalamus und Hypophyse

System, über das emotional gefärbte Botschaften zum Hypothalamus übermittelt werden. Entsprechend den Signalen, die er erhält, steuert der Hypothalamus das innere Milieu, in dem er Mechanismen im Stammhirn, im vegetativen Nervensystem und im Hormonsystem in Gang setzt. Einer seiner zwölf Kerne, der *paraventrikuläre Nukleus*, der sich direkt neben dem dritten Ventrikel befindet, setzt bei entsprechender Aktivierung einen Botenstoff frei, der die Hypophyse veranlasst, ihrerseits einen Botenstoff freizusetzen, der dann über die Blutbahn die Nebennierenrinde auffordert, das Hormon Cortisol zu produzieren. Cortisol – abgeleitet von Cortex, dem lateinischen Wort für „Rinde", weil es eben in der Nebennierenrinde produziert wird – erhöht unter anderem den Blutzuckerspiegel und hemmt Entzündungs- und Immunreaktionen. Daher besteht bei hohem Cortisolspiegel erhöhte Infektanfälligkeit, während es, begünstigt durch einen niedrigen Cortisolspiegel, vermehrt zu Entzündungen und im Extremfall auch zu Autoimmunkrankheiten kommen kann. Die umgangssprachlich als „Cortison" bezeichneten Medikamente sind synthetisch hergestellte Stoffe, die dem körpereigenen

Cortisol nachempfunden sind und fast die gleichen Wirkungen entfalten wie Cortisol.

Doch nun zurück zur Geschichte von Lars:

Zur dritten Behandlung erschien er zwar immer noch sehr matt, aber freudig. Und seine Freude hatte einen guten Grund: Am Tag zuvor wurde bei ihm ein HbE-Wert von 6,5 g/dl gemessen. Das ist zwar immer noch sehr niedrig, aber deutlich höher als eine Woche zuvor. Wir schienen also auf einem guten Weg zu sein. In den kommenden Behandlungen wandte ich mich wiederholt den oben genannten Strukturen zu und zusätzlich auch den Nebennieren.

Außerdem schenkte ich mit meinen Händen seinem Thymus Aufmerksamkeit.

In diesem kleinen Organ, das vor oder oberhalb vom Herz liegt, werden T-Lymphozyten ausgebildet. Im Laufe dieser Ausbildung lernen sie, Substanzen im eigenen Körper von gefährlichen Eindringlingen zu unterscheiden. Es wird angenommen, dass Fehler bei der Ausbildung dieser Immunzellen bei der Entstehung von Autoimmunerkrankungen eine Rolle spielen.

Ich kann zwar nicht behaupten, dass ich irgendwelche spezifischen Fehlregulationen im Thymus spüren konnte, aber es war für mich sehr eindeutig, dass sich sein Thymus durch den eingestimmten Kontakt nach einer Weile heller, lebendiger, klarer und geordneter anfühlte.

Eine Woche später betrug der HbE-Wert von Lars schon 8,2 g/dl und wiederum eine Woche später 9,8 g/dl. Er wirkte nun deutlich vitaler und fühlte sich immer besser. Da sich die Verbesserung stabilisiert hatte und es sich nun auch so anfühlte, dass seine Selbstheilungsmechanismen wieder gut griffen, stellten wir auf eine Sitzung pro Woche um.

Ein weiteres neues Element in der folgenden Sitzung war die Kontaktaufnahme mit seinem Dünndarm. In der Dünndarmwand sitzt nämlich nicht nur ein großer Teil des Immunsystems, sondern auch das sogenannte Bauchhirn, auch enterisches Nervensystem genannt, dessen Botschaften wiederum große Auswirkungen auf das Gehirn haben. Alles ist mit allem vernetzt und darf nicht isoliert betrachtet werden.

Nach drei weiteren Wochen war sein HbE-Wert wieder stabil im normalen Bereich angekommen und er fühlte sich wieder gesund und vital. Da keine Notwendigkeit für weitere Craniosacral-Sitzungen bestand, schlossen wir die Behandlung nach fünf Wochen mit insgesamt acht Sitzungen ab.

Beeindruckend an diesem Fall ist nicht nur die deutliche Verbesserung des subjektiven Befindens. Solche Veränderungen bringen mich zwar immer wieder neu zum Staunen – und sie waren bei Lars besonders drastisch –, aber deutliche Verbesserungen des subjektiven Befindens sind auf unterschiedliche Weise bei fast allen Klientinnen und Klienten zu beobachten. Beeindruckend bei der Geschichte von Lars ist vor allem, dass sich die Verbesserungen so eindeutig in labortechnisch messbaren Werten widerspiegelten.

Natürlich muss ich dazu sagen, dass dies ein individueller Fall gewesen ist. In äußerlich ähnlich gelagerten Fällen kann daher nicht zwangsläufig mit ähnlichen Behandlungserfolgen gerechnet werden.

Sterbende Menschen

Craniosacrale Behandlungen bringen durch ihre große Sanftheit sterbenden Menschen große Erleichterung. Und dadurch, dass unsere Methode zum Loslassen einlädt bzw. es leichter macht und sie über das Fördern vegetativer Regulation friedvolle Zustände hervorbringt, bereitet sie den Weg für einen leichteren, sanfteren und friedvolleren Übergang in den Tod.

Vor allem aber helfen craniosacrale Behandlungen über unsere Verbindung mit dem *Atem des Lebens* sterbenden Menschen, sich mehr mit dem verbunden zu fühlen, was nicht stirbt. Auch völlig unabhängig vom Sterbeprozess erfahren viele Menschen in Craniosacral-Behandlungen immer wieder lichtvolle Zustände, in denen sie sich zutiefst geborgen und getragen fühlen.

Aus diesen Gründen werden Craniosacral-Behandlungen auch in der Hospizarbeit eingesetzt. Leider geschieht das noch viel zu wenig. Auch in diesem Bereich besteht also noch ein großes Potenzial für die Craniosacral-Therapie.

Wurde das Anwendungsgebiet, für das Sie sich interessieren, in dieser kleinen Auflistung nicht erwähnt? Dann ist es trotzdem sehr wahrscheinlich, dass auch dafür Craniosacral-Behandlungen sinnvoll und nützlich sind. Am besten fragen Sie direkt einen Craniosacral-Therapeuten oder eine -Therapeutin in Ihrer Nähe.

6
Was sagt die Forschung dazu?

Die Wirkungen der Craniosacral-Therapie waren in den letzten Jahrzehnten immer wieder Gegenstand wissenschaftlicher Untersuchungen.

Etliche Studien zur Wirksamkeit der craniosacralen Therapiemethode zeigten zwar erstaunliche Effekte, jedoch genügten viele dieser Studien nicht oder in nur eingeschränktem Maß den wissenschaftlichen Kriterien einer „guten" Studie. Das heißt, dass aufgrund der in wissenschaftlichen Augen nicht ausreichenden Methodik der Studien nicht eindeutig beurteilt werden konnte, ob die berichteten Effekte als Folge der craniosacralen Methode anzusehen sind oder auf andere Ursachen wie den natürlichen Verlauf einer Erkrankung oder die empathische Zuwendung durch einen Therapeuten bzw. eine Therapeutin zurückzuführen sind. Dies ist ein wichtiger Mitgrund dafür, dass die Craniosacral-Therapie in der akademischen Medizin und auch in der Öffentlichkeit trotz ihrer beachtlichen Erfolge noch viel zu wenig Aufmerksamkeit und Anerkennung erfährt.

Dass es lange kaum hochwertige Studien für unsere Methode gegeben hatte, mag vielleicht auch daran liegen, dass das Vertrauen in unsere direkte Wahrnehmung und Erfahrung ein ganz wesentliches Merkmal der craniosacral-therapeutischen Grundhaltung ist.

Aus diesem Vertrauen in unsere direkte Erfahrung entsteht bei den meisten Craniosacral-Therapeutinnen und -Therapeuten kein inneres Bedürfnis nach streng wissenschaftlichen Studien, denn wir spüren, sehen und erleben ja ganz direkt, wie wirkungsvoll unsere Arbeit ist, und erhalten zudem Bestätigung durch die Rückmeldungen unserer Patientinnen und Patienten.

Diese vielen eindrücklichen individuellen Wahrnehmungen und Erfahrungen sind jedoch schwer „von außen" messbar. Um die beobachteten Effekte so messen zu können, dass Ärzte und Öffentlichkeit diese nachvollziehen können, benötigt es neben erfahrenen Wissenschaftlern bzw. Methodikern auch Therapeuten, die echtes Interesse an Forschung haben und bereit sind, sich intensiv zu engagieren. Außerdem bedarf es dafür nicht unerheblicher finanzieller Mittel, die erst einmal gefunden und zusammengebracht werden müssen.

Umso schöner und wertvoller ist es, dass in einer ersten deutschen Studie in den Jahren 2012 bis 2016 all diese Faktoren zusammengekommen sind. Im Rahmen ihrer Doktorarbeit an der Universität Duisburg-Essen hat Heidemarie Haller erstmals eine randomisiert kontrollierte Studie durchgeführt, die nach streng wissenschaftlichen Kriterien die Wirksamkeit der Craniosacral-Therapie bei Nackenschmerzen eindrucksvoll unter Beweis gestellt hat.[10]

Die an der Studie teilnehmenden Versuchspersonen, allesamt Patientinnen und Patienten mit chronischen Nackenschmerzen, wurden zufällig in zwei Gruppen aufgeteilt („randomisiert"): Eine Gruppe erhielt eine kleine Serie von Craniosacral-Behandlungen, eine zweite Gruppe lediglich vorgetäuschte Placebo-Craniosacral-Behandlungen, ohne dies zu erfahren. Die genauestens dokumentierten Ergebnisse zeigten bei den Teilnehmern, die vorgetäuschte Craniosacral-Behandlungen erhalten hatten, eine kleine Verbesserung ihrer Beschwerden; immerhin hatten sie über acht Wochen die persönliche Aufmerksamkeit eines Therapeuten bzw. einer Therapeutin und sanfte Berührungen erhalten. Bei den Angehörigen der Gruppe, die echte Craniosacral-Behandlungen erhalten hatten, wurde eine erhebliche Verbesserung der Nackenschmerzen nachgewiesen – und zwar so erheblich, dass diese in wissenschaftlicher Sprache als „überzufällig“ oder „statistisch signifikant“ gilt. Zudem verbesserte sich die Funktionalität des Nackens und die allgemeine Lebensqualität der Patientinnen und Patienten, ebenso wie weichere Faktoren, zum Beispiel Körperachtsamkeit oder die Fähigkeit, sich selbst zu regulieren und mit stressigen Situationen umzugehen.

Um den vielfältigen Effekten der Craniosacral-Therapie auf die Spur zu kommen, nutzte Heidemarie Haller neben psychologischen Fragebögen auch objektive Schmerztests und persönliche Interviews. Durch die „Verblindung“ der teilnehmenden Patientinnen und Patienten und der Testung gegenüber einer Kontrollgruppe, die ebenfalls berührt wurde, konnte so erstmals die spezifische Effektivität der Craniosacral-Therapie belegt werden.

Für ihre Studie wurde Dr. Haller im Jahr 2015 mit dem Holzschuh-Preis ausgezeichnet – einem Forschungspreis für Komplementärmedizin, den die Hufelandgesellschaft, der Dachverband der Ärztegesellschaften für Naturheilverfahren und Komplementärmedizin, jährlich vergibt.

In den letzten Jahren sind noch weitere interessante Studienergebnisse hinzugekommen.

Zum Beispiel wurde in einer spanischen, ebenfalls wissenschaftlich hochwertigen Studie nachgewiesen, dass Craniosacral-Therapie bei Patienten mit chronischen unteren Rückenschmerzen im Vergleich zur Massage bessere Resultate hervorbringt. Auch hier wurde wieder eine statistisch signifikante Überlegenheit der Craniosacral-Therapie unter anderem bezüglich der Reduktion der Schmerzintensität nachgewiesen.[11]

In einer Übersichtsarbeit wurden die allgemeinen positiven Wirkungen der Craniosacral-Therapie für die Reduktion der Schmerzintensität, die Erhöhung des allgemeinen Wohlbefindens und der Schlafqualität sowie kurzfristig für die Reduktion von Ängstlichkeit dokumentiert.[12]

Neben den eben erwähnten Forschungsarbeiten gibt es auch eine Reihe von Studien, die zwar nicht in allen Aspekten strengen Ansprüchen der akademischen Wissenschaft voll entsprechen, aber spannende Effekte der Craniosacral-Therapie bei speziellen Beschwerden oder Krankheitsbildern dokumentieren:

- So wurde zum Beispiel in einer Studie aufgezeigt, dass die Beeinträchtigung der Lebensqualität bei Migräne durch craniosacral-therapeutische Behandlungen signifikant und praktisch relevant gesenkt wurde.[13]

  Auch in einer weiteren Studie zum Thema „Migräne"[14] wurde festgestellt, dass die Häufigkeit und die Schmerzintensität der Migräne durch Craniosacral-Behandlungen im Vergleich zur Kontrollgruppe signifikant reduziert werden konnten. Zudem wurde aufgezeigt, dass bei Migräne-Patienten die Beeinträchtigung im Alltag durch Craniosacral-Therapie gesenkt werden konnte.
- In einer anderen Studie[15] wurde dokumentiert, dass Kinder mit ADHS (Aufmerksamkeitsdefizit-/Hyperaktivitätsstörung), die außer Ergotherapie auch Craniosacral-Behandlungen erhielten, gegenüber Kindern, die nur Ergotherapie bekamen, signifikant größere Fortschritte erzielten hinsichtlich der Steigerung ihrer Aufmerksamkeitsspanne sowie hinsichtlich der Reduzierung von Hyperaktivität, oppositionellem Verhalten, Angst und sozialen Problemen.
- Auch bei Fibromyalgie wurde bei mit Craniosacral-Therapie behandelten Patienten in einer Studie[16] eine signifikant reduzierte Schmerzintensität und Ängstlichkeit sowie eine

erhöhte Lebens- und Schlafqualität im Vergleich zur Kontrollgruppe aufgezeigt.

- In einer Studie mit Asthma-Patienten[17] wurde dokumentiert, dass durch eine Serie von Craniosacral-Behandlungen eine signifikant verbesserte Lebensqualität direkt nach der Therapie sowie drei Monate später erzielt wurde. Außerdem wird in dieser Studie von einer signifikant reduzierten Einnahme von Medikamenten bis sechs Monate nach Therapieende berichtet.
- Bei Frauen mit schwangerschaftsbedingten Schmerzen im Beckengürtel wurde in einer Studie[18] belegt, dass durch Craniosacral-Therapie die morgendliche Schmerzintensität sowie die Beeinträchtigung im Alltag signifikant verringert wurden.
- Auch bei *Epicondylitis* (Tennisellenbogen) wurden bei einer Gruppe von Patienten, die mit bestimmten Craniosacral-Techniken behandelt wurde, signifikante Unterschiede bezüglich Schmerzintensität, Greifkraft und Beweglichkeit/Funktion gegenüber der Vergleichsgruppe gefunden.[19]
- Bei einer Studie mit an Multipler Sklerose erkrankten Patienten mit Symptomen des unteren Harntrakts[20] wurde Craniosacral-Therapie als ein effektives Mittel sowohl zur Behandlung der Symptome des unteren Harntrakts befunden als auch, um die Lebensqualität von Multiple Sklerose-Patientinnen und -Patienten zu verbessern.

Dies sind nur ein paar beispielhaft ausgewählte Studien. Es gibt zwar noch einige weitere Studien, jedoch fehlen für viele Themen und Krankheitsbilder, bei denen Craniosacral-Therapeutinnen und -Therapeuten immer wieder vielversprechende Erfolge erzielen und die als Indikationen für Craniosacral-Therapie gelten können, noch Nachweise aus wissenschaftlichen Untersuchungen.

7
Praktische Hinweise zur Craniosacral-Therapie

Craniosacral-therapeutische Behandlungen werden am vollständig bekleideten Menschen durchgeführt. Das macht es für beide Seiten einfach. Außer den Schuhen, gegebenenfalls auch dicken Ledergürteln mit Metallverschlüssen sowie oftmals auch Uhren, Halsketten und Ohrringen, muss nichts ausgezogen werden.

Wie lange dauert eine craniosacral-therapeutische Sitzung?

Hier gibt es große individuelle Unterschiede seitens der ausführenden Therapeutinnen und -Therapeuten. Die Spanne reicht von 30 Minuten bis 90 Minuten für eine Sitzung. Für eine tiefgehende Sitzung ist eine Mindestdauer von einer knappen Stunde empfehlenswert.

Was ist nach einer Craniosacral-Behandlung zu beachten?

Direkt nach einer Craniosacral-Sitzung ist ein entspanntes Tempo empfehlenswert. Gleich unter Zeitdruck zu stehen ist dagegen gar nicht hilfreich. Manche Patientinnen und Patienten, die es sich zeitlich einrichten können, gehen nach einer Behandlung sogar gern noch ein paar Schritte spazieren oder setzen sich auf eine Parkbank, bevor sie sich in den Verkehr begeben.

Für den Rest des Tages empfehle ich meinen Patientinnen und Patienten, achtsam mit sich selbst zu sein und gut auf den Körper zu hören und auf das, was er möchte oder braucht. Das unterstützt den angestoßenen Selbstheilungsprozess ungemein. Wie das dann individuell aussieht, ist sehr unterschiedlich. Für manche bedeutet das, sich auszuruhen; für andere bedeutet das hingegen Bewegung oder Sport. Aber es spricht auch nichts dagegen zu arbeiten, solange dies nicht mit Hektik oder Stress verbunden ist. Nach einer Craniosacral-Sitzung geht die Arbeit oftmals sogar leichter von der Hand und macht mehr Freude.

Die allermeisten Patientinnen und Patienten fühlen sich nach einer Craniosacral-Sitzung wohler als vorher und bestehende Beschwerden sind zumindest ein Stück leichter. Es kann jedoch auch vorkommen, dass nach der Behandlung Dinge, die schon vorher latent vorhanden, aber überdeckt gewesen sind, an die Oberfläche kommen und spürbar werden. Das kann sich sowohl auf körperlicher als auch auf emotionaler Ebene abspielen. Und wie bei allen Naturheilverfahren kann es auch nach einer Craniosacral-Behandlung zu einer kleinen Heilungskrise kommen. Das heißt, dass vorhandene Symptome kurzzeitig stärker zutage treten, bevor sie sich verabschieden. Dies kommt aber eher seltener als bei anderen natürlichen Heilmethoden vor.

Falls sich eines der eben beschriebenen Phänomene zeigen sollte, ist es hilfreich, dieses Geschehen entspannt, vertrauensvoll und wohlwollend zu beobachten. Dann gleichen sich Dinge umso schneller, sanfter und tiefer aus. Aber auch unabhängig davon wird eine solche kleine Heilungskrise in der Regel nach einem Tag oder höchstens nach zwei Tagen durchlaufen sein. Dann stellt sich ein Zustand ein, der von einer größeren Harmonie als vor der Behandlung gekennzeichnet ist.

Wie viele craniosacral-therapeutische Sitzungen sind erforderlich?

Das hängt natürlich sehr vom individuellen Anliegen bzw. Beschwerdebild ab. Manchmal reicht eine einzige Sitzung aus oder es reichen zwei oder drei Behandlungen. Oftmals ist eine Serie von etwa fünf bis zehn, manchmal auch 15 Sitzungen empfehlenswert, um tiefere Heilungsprozesse zu ermöglichen. Das liegt ganz an den individuellen Bedürfnissen, an dem Gewicht der Anliegen oder Krankheitsbilder und an den individuellen Möglichkeiten. Manche Klienten sind bereits zufrieden, wenn sich ein wichtiges Symptom deutlich bessert; andere suchen tieferes Heilwerden oder es geht ihnen dann um Themen, die weit über körperliche Beschwerden hinausgehen.

Viele Klientinnen und Klienten kommen auch nach Abschluss einer Behandlungsserie gern in größeren Zeitabständen wieder zu Craniosacral-Behandlungen, weil es ihnen einfach guttut. Über den präventiven Charakter von Craniosacral-Behandlungen habe ich ja bereits gesprochen.

In welchen Abständen sollten die Sitzungstermine erfolgen?

Diese Frage ist kniffliger, als sie zunächst erscheint. Im Rahmen der Osteopathie wird meistens gesagt, dass man wenigstens vier bis sechs Wochen Zeit zwischen zwei Behandlungsterminen lassen sollte, weil eine Behandlung so lange nachwirke und so viel Zeit brauche, um ihre ganze Wirkung zu entfalten. Es ist sicher richtig, dass Behandlungen so lange nachwirken. Sie wirken manchmal sogar noch länger nach. Zum Beispiel habe ich Fälle erlebt, bei denen die Wirkung einer einzigen Sitzung anhand von ganz bestimmten Veränderungen, die erst vier bis sechs Monate später eingetroffen sind, eindeutig nachvollzogen werden konnte.

Dennoch lasse ich in den meisten Fällen nicht so viel Zeit zwischen zwei Behandlungsterminen verstreichen. Bei kürzeren Abständen können die Sitzungen mehr aufeinander aufbauen und die Tendenz, dass der Körper und das Nervensystem sich gleich wieder in gewohnten Kompensationsmustern einrichten, ist viel geringer. Vor allem aber kann bei kürzeren Abständen ein Therapieprozess entstehen, der in die Tiefe führt. Lasse ich vier Wochen oder mehr Zeit Abstand zwischen den Sitzungen, haben diese eher den Charakter von einzelnen isolierten Behandlungen.

Daher gebe ich gern am Anfang einer kleinen Serie von Behandlungen erst einmal eine Sitzung pro Woche, falls das zeitlich möglich ist. Gerade bei festsitzenden chronischen Symptomen und eingefahrenen Mustern ist das oftmals hilfreich und auch erforderlich, damit wirklich etwas in Bewegung kommt und damit schnell die Tiefe erreicht wird, die für nachhaltige Veränderungen und Heilungsprozesse erforderlich ist. Auch die therapeutische Beziehung gewinnt so die erforderliche Tiefe und Tragfähigkeit. Meist kann dann bald die Behandlungsdichte ausgedünnt werden, vielleicht zunächst auf eine Sitzung alle zwei Wochen und dann auf noch größere Abstände, falls dies dann überhaupt noch erforderlich sein sollte.

Sind nämlich einmal die Räder der Selbstheilung gut in Fahrt gekommen, geht der Heilungsprozess auch ohne weitere Behandlungen gut weiter.

In akuten Notsituationen, wie ich sie beispielsweise in der zuletzt beschriebenen Fallgeschichte geschildert habe, mag es sogar angemessen und erforderlich sein, anfangs zwei Sitzungen in der Woche zu geben.

Es gibt keine festen Regeln dafür, welche Häufigkeit und welche Abstände die Sitzungen haben sollen. Das entscheidet sich entsprechend den ganz individuellen Gegebenheiten und Erfordernissen.

Bei Kindern und vor allem bei Kleinkindern und Säuglingen, deren System sehr offen ist und das selten festgefahrene Muster aufweist, wie das bei Erwachsenen leider häufig der Fall ist, ist es in der Regel angemessen und sinnvoll, wenigstens vier bis sechs Wochen Pause zwischen den Behandlungen zu lassen.

Was kostet eine Craniosacral-Sitzung?

Hier bestehen erhebliche individuelle und auch regionale Unterschiede. Die jeweiligen Kosten erfragen Sie am besten direkt bei Ihrem Craniosacral-Therapeuten bzw. Ihrer Craniosacral-Therapeutin. Dort erfahren Sie auch, ob, und wenn ja, in welchem Umfang vielleicht die Kosten von Ihrer Krankenkasse übernommen werden.

Wie finde ich einen guten Craniosacral-Therapeuten in meiner Nähe?

Auf der Internetseite **https://craniosacral-healing.de/csh-praktizierende** finden Sie eine nach Postleitzahlen geordnete Liste von über 120 Craniosacral-Therapeutinnen und -Therapeuten, die alle eine gründliche Craniosacral-Ausbildung bei mir durchlaufen haben und die Abschlussprüfungen absolviert haben.

Eine weitaus umfangreichere Liste finden Sie auf der Website des *Craniosacral-Verbands Deutschland (CSVD)* unter **https://www.cranioverband.org/therapeuten-finden.html**. Die meisten der Therapeutinnen und Therapeuten auf dieser Liste sind als Master-Praktizierende ausgewiesen. Das heißt, dass sie insgesamt 1350 Ausbildungsstunden oder mehr nachweisen können und bestimmte andere Kriterien erfüllen. Die meisten Krankenkassen, die Osteopathie als freiwillige Bonusleistung bezuschussen, bezuschussen ebenso die Behandlungen von CSVD-anerkannten Master-Praktizierenden. Ob auch Ihre Krankenkasse die Behandlungskosten bezuschusst, erfahren Sie bei Ihrem als Master-Praktizierenden anerkannten Craniosacral-Therapeuten bzw. bei Ihrer als Master-Praktizierende anerkannten Craniosacral-Therapeutin.

Dem *Craniosacral-Verband Deutschland* (CSVD) sind mittlerweile 17 Craniosacral-Schulen sowie einige Hundert Praktizierende angeschlossen.

Der CSVD dient der Qualitätssicherung und als Interessenvertretung für die craniosacrale Methode. Außerdem bietet der CSVD eine Plattform für regen Austausch unter Craniosacral-Praktizierenden und -Lehrenden sowie für die Weiterentwicklung der Methode.

Über das ECSAN *(European Craniosacral Association Network)* ist der CSVD mit anderen nationalen Craniosacral-Verbänden in Europa vernetzt.

Auch der *Upledger-Verband Deutschland* bietet eine Liste von praktizierenden Craniosacral-Therapeutinnen und -Therapeuten unter **https://www.ucd-verband.de/therapeutenliste/index.php**. Der *Upledger-Verband Deutschland* ist der Verband einer einzigen größeren Craniosacral-Schule, nämlich vom *Upledger-Institut Deutschland*.

Außer in Deutschland gibt es auch in der Schweiz und in Österreich nationale Craniosacral-Verbände, die jeweils auch Praktizierenden-Listen für die Öffentlichkeit bereitstellen.

Hier noch einmal einige wichtige Adressen in der Übersicht:

Schule für CranioSacral Healing®

Ramraj Ulrich Löwe
- Heilpraktiker -
Götzensteinstraße 36a
D-69509 Mörlenbach
Telefon: +49 (0)6209-725360
E-Mail: info@craniosacral-healing.eu
Website: www.craniosacral-healing.de

CSVD – Craniosacral Verband Deutschland

Craniosacral Verband Deutschland e.V.
Postfach 58 06 39
10415 Berlin
Telefon: +49 (0)30-86328584
E-Mail: info@cranioverband.org
Website: www.cranioverband.org

Cranio Suisse

Schweizerische Gesellschaft für
Craniosacrale Therapie
Société Suisse de Thérapie Craniocacrale
Associazione Svizzera per la Terapia
Craniosacrale
Hochfarbstrasse 2
CH-8006 Zürich
Telefon 0041 (0)43-2682230
Website: www.craniosuisse.ch

Cranio Austria

Dachverband für Craniosacrale Körperarbeit
Johannesstraße 6a
A-2371 Hinterbrühl
E-Mail: office@cranio-austria.at
Telefon: +43 (0)680 13 14 323
Website: www.cranio-austria.at

Danksagung

Zuallererst möchte ich dem Leben selbst danken, dass es uns all diese wundervollen Erfahrungen ermöglicht auf der Reise zu einem immer größeren Ganz-Sein.

Dann möchte ich all meinen Patientinnen und Patienten bzw. Klientinnen und Klienten danken, durch die ich in all den Jahren so viel gelernt habe und die mich immer wieder haben staunen lassen über die große Weisheit und Heilkraft, die in uns allen wohnt.

Ganz besonders möchte ich all meinen Craniosacral-Schülerinnen und -Schülern der letzten gut 30 Jahre danken. Durch sie und durch das ständige Weiterentwickeln der Lehre, das ohne sie niemals geschehen wäre, wurde mein Verstehen der craniosacralen Methode immer größer, weiter und tiefer.

Dann möchte ich meiner lieben Frau Constanze danken, die auch dieses Projekt unterstützt und mitgetragen hat.

Mein besonderer Dank gilt auch meinem Verleger Joachim Kamphausen, der mir vor ein paar Jahren die Anregung zu diesem Buch gegeben hatte. Ohne seinen Anstoß wäre ich wahrscheinlich niemals auf die Idee gekommen, auch ein kleines Craniosacral-Einführungsbuch zu schreiben.

Auch den Mitarbeiterinnen und Mitarbeitern der Kamphausen-Verlagsgruppe möchte ich herzlich für die gute Zusammenarbeit danken.

Meinem Kollegen Joachim Lichtenberg sei ebenfalls herzlich gedankt. Er hat bereits im Vorfeld das Manuskript dieses Buches gelesen und mir einige wertvolle Rückmeldungen und Hinweise gegeben.

Mein aufrichtiger Dank gilt auch Dr. Heidemarie Haller für viele nützliche Hinweise zum Thema „Forschung“.

Anhang

Quellenangaben

1 Dr. Sutherland, aus: Teachings in the science of osteopathy, Sutherland Cranial Teaching Foundation, Rudra Press, Portland OR 1991.

2 Adah Strand Sutherland, With thinking fingers, The Cranial Academy 1962, S. (38+) 54.

3 C. Green., C. W. Martin, K. Bassett, A. Kazanjian, A systematic review of craniosacral therapy: biological plausibility, assessment reliability and clinical effectiveness. Complementary Therapies in Medicine, 1999, 7(4), S. 201-207.

4 Dr. Rollin Becker, aus: Life in Motion, Rudra Press, Portland OR 1997, S. 246.

5 Dr. Rollin Becker, aus: Life in Motion, Rudra Press, Portland OR 1997, S. 246.

6 Viola Fryman, Relation of disturbances of craniosacral mechanism to symptomatology of the newborn: study of 1250 infants. Journal of American Osteopathic Association 1966; 65, S. 1059-1075.

7 Dr. Upledger im Lehr-Video „Infants, Children and Brain Dysfunction", Upledger Institute, Palm Beach Gardens FL, 1987.

8 Robert Schleip, Fascial plasticity – a new neurobiological explanation, Part 1. Journal of Bodywork and Movement Therapies, January 2003.

9 Robert Schleip, Werner Klingler, Adjo Zorn, Biomechanical Properties of Fascial Tissues and their Role as Pain Generators. Journal of Musculoskeletal Pain, October 2010.

10 H. Haller, R. Lauche, H. Cramer, T. Rampp, F. J. Saha, T. Ostermann, G. Dobos, Craniosacral Therapy for the treatment of chronic neck pain: a randomized sham-controlled trial of efficacy. Clinical Journal of Pain 2016, 32(5), S. 450-459.

11 Adelaida Maria Castro-Sanchez, Inmaculada Carmen Lara-Palomo, Guillermo A. Mataran-Penarrocha, Manuel Saavedra-Hernández, José Manuel Pérez-Marmol, Maria Encarnación Aguilar-Ferrandiz, Benefits of Craniosacral Therapy in Patients with Chronic Low Back Pain – A Randomized Controlled Trial. The journal of alternative and complementary medicine Volume 22, Number 8, 2016, S. 650-657.

12 A. Jäkel, P. von Hauenschild, A systematic review to evaluate the clinical benefits of craniosacral therapy. Complementary Therapies in Medicine 2012, 20(6), S. 456-465.

13 S. Arnadottir, A. K. Sigurdardottir, Is craniosacral therapy effective for migraine? Tested with HIT-6 Questionnaire. Complementary Therapies In Clinical Practise 2013, 19(1), S. 11-14.

14 J. Mann, S. Gaylord, K. Faurot, C. Suchindran, R. Coeytaux, L. Wilkinson, R. Coble, Craniosacral therapy for migraine: a feasibility study. BMC Complementary and Alternative Medicine 2012, 12 (Suppl. 1), S. 111.

15 Z. Sadeghi Amrovabady, M. Esteki, E. Pishyareh, H. A. Haghgo; Effect of Craniosacral Therapy on students` symptoms of attention deficit hyperactivity disorder. Iranian Rehabilitation Journal 2013, 11(S1), S. 27-33.

16 A. M. Castro-Sanchez, G.A. Mataran-Penarrocha, N. Sanchez-Labraca, J. M. Quesada-Rubio, J. Granero-Molina, C. Moreno-Lorenzo, A randomized controlled trial investigating the effects of craniosacral therapy on pain and heart rate variability in fibromyalgia patients. Clinical Rehabilitation 2011, 25(1), S. 25-35.

17 L. Mehl-Madrona, B. Kligler, S. Silverman, H. Lynton, W. Merrell, The impact of acupuncture and craniosacral therapy interventions on clinical outcomes in adults with asthma. Explore (NY) 2007, 3(1), S. 28-36.

18 H. Elden, H. C. Ostgaard, A. Glantz, P. Marciniak, A. C. Linner, M. F. Olsen, Effects of craniosacral therapy as adjunct to standard treatment for pelvic girdle pain in pregnant women: a multicenter, single blind, randomized controlled trial. ACTA Obstetricia et Gynecologica Scandinavica2013, 92(7), S. 775-782.

19 M. R. Nourbakhsh, F. J. Fearon, The effect of oscillating-energy manual therapy on lateral epicondylitis: a randomized, placebo-control, double-blinded study. Journal of Hand Therapy 2008, 21(1), S. 4-13.

20 G. Raviv, S. Shefi, D. Nizani, A. Achiron, Effect of craniosacral therapy on lower urinary tract signs and symptoms in multiple sclerosis. Complementary Therapies in Clinical Practice 2009, 15(2), S. 72-75.

Literatur

Becker, Dr. Rollin E., *Life in motion,* Rudra Press, Portland OR 1997.

Becker, Dr. Rollin E., *The stillness of Life*, Rudra Press, Portland OR 2000.

Blechschmidt, Dr. Erich, *Die Frühentwicklung des Menschen – Eine Einführung,* Kiener-Verlag, München 2011.

Cornell, Ann Weiser, *Focussing – der Stimme des Körpers folgen,* rororo-Taschenbuch, Reinbek 1997.

Emoto, Dr. Masaru, *Die Antwort des Wassers,* Koha-Verlag, Burgrain 2001.

Emoto, Dr. Masaru, *Die Botschaft des Wassers,* Koha-Verlag, Burgrain 2002.

Fuller, David B., *Ostopathie und Swedenborg,* Jolandos-Verlag, Pähl 2013.

Jealous, Dr. James, *Around the edges,* Vermont 1994.

Korpiun, Olaf, *Cranio-Sacral-SELF-Waves*, Lehmann Media, Berlin 2007.

Levine, Dr. Peter A., *Trauma-Heilung,* Synthesis-Verlag, Essen 1998.

Levine, Dr. Peter A., *Sprache ohne Worte,* Kösel-Verlag, München 2010.

Löwe, Ramraj Ulrich, *Craniosacrale Heilkunst,* Aurum-Verlag, Bielefeld 2005.

Sills, Franklyn, *Craniosacral biodynamics,* Volume One, North Atlantic Books, Berkeley CA 2001.

Sills, Franklyn, *Craniosacral biodynamics,* Volume Two – the Primal Midline and the Organization of the Body, North Atlantic Books, Berkeley CA 2004.

Still, Dr. Andrew Taylor, *Autobiography, The author,* Kirksville MO 1897.

Still, Dr. Andrew Taylor, *Philosophy of Osteopathy,* A. T. Still, Kirksville MO 1899.

Swedenborg, Emmanuel, *De cerebro,* Jolandos-Verlag, Pähl 2010.

Sutherland, Adah Strand, *With thinking fingers,* The Cranial Academy 1962.

Sutherland, Dr. William Garner, *Contributions of thought;* Sutherland Cranial Teaching Foundation, Portland OR 1967.

Sutherland, Dr. William Garner, *Teachings in the science of osteopathy,* Rudra Press, Sutherland Cranial Teaching Foundation, Portland OR 1991.

Upledger, Dr. John E., *Your Inner Physician and You,* North Atlantic Books, Berkeley CA 1991.

Upledger, Dr. John E., *SomatoEmotional Release and Beyond,* UI Publishing Palm Beach Gardens FL 1990.

Upledger, Dr. John E., Vredevoogd, Jon D., *CranioSacral Therapy,* Eastland Press, Seattel WA 1983.

Voss-Herlinger, *Taschenbuch der Anatomie, Band 1,* Gustav-Fischer-Verlag, Stuttgart, 17. Auflage, 1983.

Index

Über den Autor

Ramraj Ulrich Löwe (Jahrgang 1964) befasst sich seit über 40 Jahren intensiv mit Körpertherapie und Heilen und verfügt

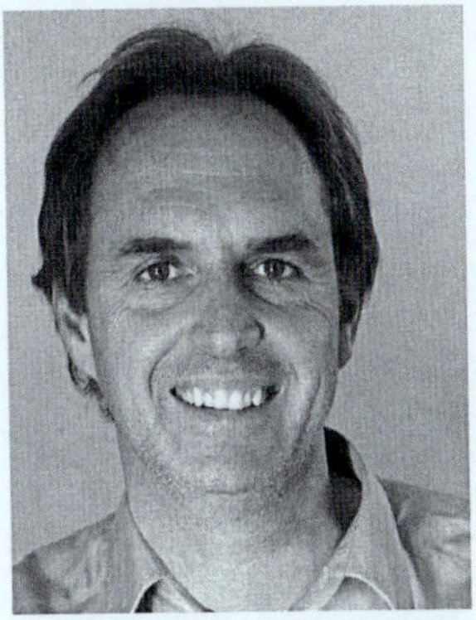

über einen breiten und fundierten therapeutischen wie spirituellen Hintergrund.

Er ist Heilpraktiker und hat die Craniosacral-Therapie bei Dr. John Upledger, Franklyn Sills, Bhadrena Tschumi und anderen in Europa, den USA und Indien erlernt.

Seit 1991 ist er zertifizierter Craniosacral-Praktizierender. Im Jahre 1994 begründete er die Schule für *CranioSacral Healing*.

Außerdem ist er in Orgodynamik, Rebalancing, NLP/Hypnotherapie, systemischer Aufstellungsarbeit, Baby-Therapie und Trauma-Heilung ausgebildet.

Seit 1980 ist Meditation ein fester Bestandteil seines Lebenswegs. Dieser führte ihn zu verschiedenen spirituellen Ansätzen und lässt ihn immer tiefer mit der Essenz verbunden sein.

Lust auf mehr?

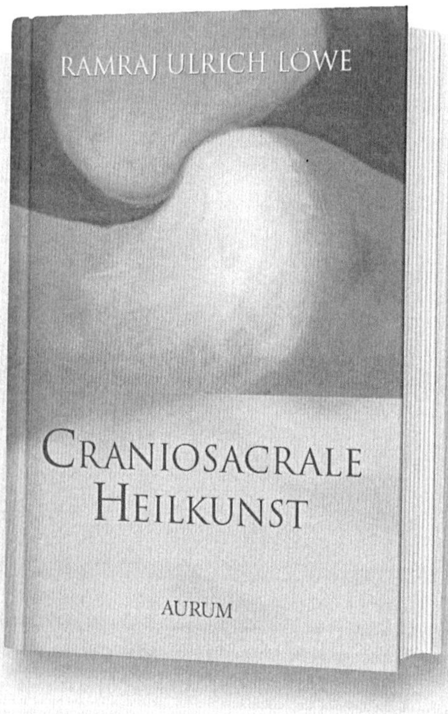

Das Buch ‚Craniosacrale Heilkunst' bietet eine eingehende detaillierte Vorstellung der Methodik. Auch dieses tiefgehende Lehrbuch ist in anschaulicher und leicht verständlicher Sprache geschrieben.

Es geht umfassend auf all die verschiedenen Aspekte und Dimensionen der craniosacralen Arbeit ein.

Es zeigt genau auf, wie anatomisch-wissenschaftlich begründete Körperarbeit, intuitive Energiearbeit und das therapeutische Begleiten innerer Prozesse durchgeführt und in ganzheitlicher Weise miteinander verbunden werden.

So wird ganzheitliche Selbstheilung im wahrsten Sinne ermöglicht.

Ramraj Ulrich Löwe
Craniosacrale Heilkunst
496 Seiten, Hardcover
mit zahlreichen Abbildungen
ISBN 978-3-95883-645-7